耳CT重建技术临床应用

Ear CT Reconstruction and Clinical Application

主 编｜刘 阳

审 阅｜孙建军 郭 勇

副主编｜赵丹珩 禄巧慧

编者及其单位（以姓氏汉语拼音为序）

高永平 河北大学附属医院

郭 勇 中国人民解放军总医院第六医学中心

霍海峰 赤峰松山医院

江 英 重庆医科大学附属儿童医院

李晓雨 中国人民解放军总医院第六医学中心

刘 阳 中国人民解放军总医院第六医学中心

禄巧慧 中国人民解放军总医院第六医学中心

苏述平 重庆医科大学附属儿童医院

王 豪 广东惠州市第三人民医院

杨 凤 河北保定市第二中心医院

鄢慧琴 广东惠州市第三人民医院

赵丹珩 中国人民解放军总医院第六医学中心

赵鹏举 中国人民解放军总医院第六医学中心

人民卫生出版社

·北 京·

图书在版编目（CIP）数据

耳CT重建技术临床应用/刘阳主编. —北京：人
民卫生出版社，2022.4
ISBN 978-7-117-33007-7

Ⅰ.①耳… Ⅱ.①刘… Ⅲ.①耳疾病－计算机X线扫
描体层摄影－诊断学②耳疾病－内窥镜检－耳鼻喉外科手
术 Ⅳ.①R816.96②R764.9

中国版本图书馆CIP数据核字（2022）第049933号

人卫智网	www.ipmph.com	医学教育、学术、考试、健康，
		购书智慧智能综合服务平台
人卫官网	www.pmph.com	人卫官方资讯发布平台

耳CT重建技术临床应用
Er CT Chongjian Jishu Linchuang Yingyong

主　　编：刘　阳
出版发行：人民卫生出版社（中继线010-59780011）
地　　址：北京市朝阳区潘家园南里19号
邮　　编：100021
E - mail：pmph @ pmph.com
购书热线：010-59787592　010-59787584　010-65264830
印　　刷：北京盛通印刷股份有限公司
经　　销：新华书店
开　　本：889×1194　1/16　印张：13
字　　数：318千字
版　　次：2022年4月第1版
印　　次：2022年5月第1次印刷
标准书号：ISBN 978-7-117-33007-7
定　　价：159.00元
打击盗版举报电话：010-59787491　E-mail：WQ @ pmph.com
质量问题联系电话：010-59787234　E-mail：zhiliang @ pmph.com
数字融合服务电话：4001118166　E-mail：zengzhi @ pmph.com

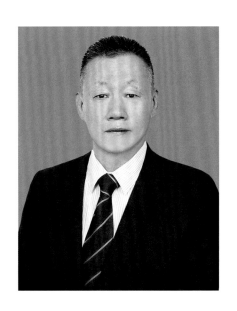

刘 阳

主任医师,教授

中国人民解放军总医院第六医学中心耳鼻咽喉头颈外科,中国
人民解放军总医院耳鼻咽喉头颈外科医学部,国家耳鼻咽喉疾
病临床研究中心耳显微外科

1989年毕业于第二军医大学,1995年毕业于军医进修学院获硕士学位,2011年11月作为访问学者赴美国南加州大学 House 耳科研究所学习,工作期间发表各类论文80余篇,获军队临床成果二等奖2项,三等奖3项,参编著作4部。

研究领域:主要从事耳科临床及应用研究。耳显微外科领域包括各种中耳慢性感染、传导性听力损失、先天性耳畸形的外科治疗;耳神经外科领域包括面神经手术、眩晕外科手术(梅尼埃病的外科治疗等)和内耳手术(如耳硬化症等治疗)、人工耳蜗植入术等;侧颅底外科领域包括颞骨岩部手术、内耳道手术、颈静脉孔区手术等。

学术兼职:现任解放军医学科学技术委员会耳鼻咽喉-头颈外科分会委员,中国医疗保健国际交流促进会人工听觉分会常委,《中华耳科学杂志》《听力学及言语疾病杂志》《临床耳鼻喉头颈外科杂志》编委,《中华耳鼻咽喉头颈外科杂志》通信编委,曾任世界卫生组织防聋合作中心防聋专家委员会委员,中华医学会耳鼻咽喉头颈外科学分会耳科学组委员。

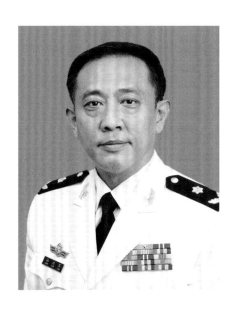

孙建军

教授，主任医师，博士研究生导师

曾任原海军总医院耳鼻咽喉头颈外科主任，全军耳鼻咽喉头颈外科中心主任，首席专家

1980 年毕业于第四军医大学，1985 年获硕士学位，1995 年获博士学位；同年在首都医科大学、北京市耳鼻咽喉科研究所从事博士后研究。任中国人民解放军军医进修学院硕士生导师，华中科技大学同济医学院硕士研究生、博士研究生导师。1999 年、2001 年两次赴香港大学医学院 Queen Marry 医院访问交流。2003 年在美国南加州大学 House 耳科研究所任高级访问学者。

研究领域：主要从事耳聋、眩晕及相关疾病的临床与基础研究；擅长于耳神经与耳显微外科手术、侧颅底和鼻颅底疾病的外科治疗、鼻内镜手术以及睡眠呼吸障碍的诊断与治疗。多次主办国家及全军 CME 项目，主编《耳鼻咽喉科手术集》（电子版）、《耳聋与耳鸣》、《耳外科手术学》学术出版物 3 部，发表学术论文 80 余篇，承担国家级与军队科研课题 8 项。

学术兼职：曾任中华医学会耳鼻咽喉头颈外科学分会副主任委员；中国医师协会耳鼻咽喉头颈外科医师分会副会长；全军耳鼻咽喉头颈外科学会副主任委员；《中华耳鼻咽喉头颈外科》等 10 种期刊编委；《中华耳科学杂志》《国际耳鼻咽喉头颈外科杂志》副主编。

获奖：军队科技进步奖及医疗成果奖二等奖 3 项、三等奖 8 项。

审阅者简介

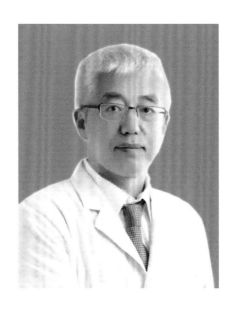

郭 勇

医学博士、主任医师、硕士生导师

曾任中国人民解放军总医院第六医学中心医学影像科主任

1989 年本科毕业于解放军第二军医大学，2000 年毕业于解放军军医进修学院获医学博士学位。

研究领域：主要研究方向为乳腺、肠道、颞骨等部位病变的影像诊断，在 MRI 新技术临床应用、CT 微小结构影像重建等方面具有独创性研究。熟知各类大型影像设备、技术及临床应用，为原解放军总后勤部大型医疗设备评审专家。研究论文 2016 年入选 JMRI 发刊 25 周年选出的"25 篇优秀论文专刊"。第一或通讯作者发表英文论文 SCI 9 篇、近十年中文核心期刊收录论文 10 余篇。

学术兼职：解放军放射专业委员会常务委员；北京医学会放射学分会委员；北京医师协会放射医师分会理事；中国医学影像技术研究会放射学分会理事、《中国医学影像学杂志》编委、*Journal of Magnetic Resonance Imaging*（JMRI）审稿专家等。

近半个世纪以来,随着科学技术的进步和医学临床实践的不断积累,耳科学取得了长足的进步和发展。以病灶清除,保留和重建功能(听力)为目的的耳显微外科与现代影像技术相结合,在疾病诊断和治疗等方面取得了可喜的成就。

耳 CT 重建技术是常规 CT 的拓展,特别是以听小骨为中心的重建技术,为术前精准诊断提供了更为详细的客观信息,从而为术前制订手术策略提供了更好的帮助。本书正是以此为编写主线。相信对耳科医师而言,本书既符合临床工作的基本需要,也适合提高和发展。

感谢刘阳教授及其编写团队的工作。他们长期致力于耳科学的临床实践和研究,并将其临床工作成果总结编写成书,这不仅是对既往工作经验的总结,同时也是对现代耳科技术的拓展和推广,相信对耳科学的发展有所裨益和帮助。

北京协和医院耳鼻咽喉头颈外科　高志强

2022 年 2 月

序 二

　　21 世纪医学科技与临床实践的长足发展，不断赋予现代耳外科学以新的内涵。它集成了现代影像学、神经外科与颅底外科的技术成就，事实上已超越了传统意义上的耳显微外科领域。本书以影像学新技术与临床案例相结合的方式，为诊治各种耳科疾病提供了丰富的信息和认知。

　　刘阳教授师从姜泗长院士，曾在著名的美国 House 耳科研究所学习。近年来，他在与影像学同仁的合作中，潜心于耳科疾病影像资料的收集与研究，在大量的临床实践中积累了丰富的经验，发表了多篇论文。

　　十分有幸为本书作序，在赞赏作者对我国耳科学发展所做努力的同时，期待本书能为读者启迪诊断思维，指导临床实践发挥作用。

原海军总医院耳鼻咽喉头颈外科　孙建军

2022 年 2 月

前　言

医学是一门古老的传统科学。几个世纪以来，医学先驱们不断的探索研究和经验积累形成了现代医学科学体系，而现代科学技术的发展则为这一传统医学体系提供了可持续发展的新动力。CT 及 MRI 等现代影像学技术在医学领域的应用在一定程度上成为医学发展的里程碑，其中影像检查已成为颞骨外科诊疗体系中必需的诊断方法，为耳显微外科的发展奠定了坚实的基础。

鉴于此，本书从耳科医师的临床实践角度出发，以常规高分辨率 CT（high resolution CT，HRCT）为基础，以二维多平面重组（multi-planer reformation，MPR）、三维 CT 容积重建（CT volume rendering）在听小骨等相关精细结构的诊断技术为编写主线，并辅以相应的手术策略描述。本书内容编排不同于单纯的影像图谱或手术学，而是以系列影像和术中实时图像为主，辅以对影像诊断与手术策略间的紧密联系从临床视角的文字阐释。且书中所有资料均为编者所在单位的原创临床资料。

本书分三部分编写：第一部分为 CT 检查概要；第二部分为 HRCT、MPR、CTVR 影像技术要点及临床应用侧重点；第三部分为临床应用实例，基本上包括了耳显微外科的常见病种，每一病种选择数例典型病例，在影像综合诊断的基础上概要介绍外科手术策略。就耳科医师而言，既符合临床工作的基本需要，也适合提高和发展。应该强调的是，随着科学技术的进步和对疾病认识的深入，任何新技术总是在发展而不是一成不变，这也促使了医学技术的不断修正、完善与提高。

本书是在我国著名耳科学专家孙建军教授所开创的工作和指导思想下完成的。正是孙建军教授带领我科耳科团队在临床与基础、教学与科研等方面完成了卓有成效的工作，引领我科乃至国内耳科领域的发展，从而奠定了此书编写的基础。这既是对以往工作的总结，也是对后来者的馈赠。

谨以此书向我的团队致敬，特别感谢参与此书编撰的协作单位各位医师，以及影像科医师的支持和贡献。

中国人民解放军总医院第六医学中心　刘　阳

2022 年 2 月

目 录

第一章

CT 检查概述

由于颞骨由骨组织、软组织、含气腔组成,且包含了人体内最小的骨组织等精细结构,因此,影像诊断对于耳部疾病的诊断尤为重要,现代影像技术包含了 CT 检查、MRI 检查、数字减影血管造影检查及 X 线检查。CT 具有高空间分辨率和高密度分辨率,对骨组织、软组织、含气腔均有良好显示,因此颞骨疾病的诊断以 CT 检查为主要检查手段;MRI 影像具有良好的软组织分辨率,但骨和气体组织显示欠佳;数字减影血管造影主要应用于血管造影,可良好地显示血管结构及其异常;X 线检查目前已趋于淘汰,但在人工耳蜗植入后电极位置评估中仍然有良好的显示。

一、CT 检查设备与技术

CT 的英文全称是 computed tomography。它根据人体不同组织对 X 线的吸收与透过率的不同,应用高能 X 射线发射后穿透人体,再以探测器接收透过人体后未被人体吸收的剩余 X 线,然后将接收的数据输入计算机,计算机对数据进行处理后,在显示器上显示出被检查部位的断面或立体的图像。

1. CT 的发明 X 射线发现后,在医学上得到了广泛的应用,但其分辨率难以满足临床要求,存在极大的局限性。1963 年,美国物理学家 MacLeod 发现人体不同的组织对 X 线的吸收率不同,也即 X 射线透过率有所不同,这就是 CT 应用的理论基础。1967 年,英国电子工程师 Newbold 制作了一台高强 X 射线放射源装置,对头部进行实验性扫描测量。1971 年 9 月,Hounsfield 在伦敦郊外一家医院安装了由他设计制造的这种装置,10 月 4 日医院用它检查了第一个患者。患者在完全清醒的情况下仰卧,X 线球管在患者的上方绕检查部位转动,同时在对侧装一计数器,使人体各部位对 X 线的吸收量反映在计数器上,再将数据输入计算机,使人体各部位的图像从荧屏上显示出来。1972 年 4 月,Hounsfield 在英国放射学年会上首次公布了这一结果,正式宣告了 CT 的诞生。CT 的研制成功被誉为自 Röntgen 发现 X 射线以后,放射诊断学上最重要的成就。因此,MacLeod 和 Newbold 共同获得了 1979 年的诺贝尔生理学或医学奖。

2. CT 设备 CT 设备主要有以下三部分:①扫描部分由 X 线球管、探测器和扫描架组成;②计算机系统,将扫描收集到的信息数据进行贮存运算;③存储与计算机后处理系统。扫描方式也从平移 / 旋转、旋转 / 旋转、旋转 / 固定,发展到新近开发的螺旋 CT 扫描(spiral CT scan),所获得的信息从断面信息发展到连续的点阵信息。由螺旋 CT 扫描所获得的信息经计算机后处理系统处理获得平面和三维图像。

3. CT 的成像基本原理 CT 是用 X 射线束对人体一定厚度的层面进行扫描,由探测器接收透过该层面的 X 线,转变为可见光后,由光电转换变为电信号,再经模拟/数字转换器将转为数字,称为体素(voxel)。体素可以理解为某一选定层面的若干个体积相同的长方体,每个体素以 X 线衰减系数或吸收系数,再排列成矩阵,即数字矩阵(digital matrix),数字矩阵中的每个数字再经数字/模拟转换器(digital/analog converter)转为由黑到白不等灰度的小方块,即像素(pixel),并按矩阵排列,构成 CT 图像。所以,CT 图像是重建图像,每个体素的 X 线吸收系数可以通过不同的数学方法算出。

最初的 CT 其扫描为断层扫描,故称为计算机断层扫描(CT scan),X 线球管发射一次 X 线,探测器接收一次衰减的 X 线,完成一层扫描,再进行下一层面的扫描,故层厚和层距为其重要概念,层厚是指扫描层厚度,也即 X 线穿过靶其器官的厚度,等于准直器宽度。所谓准直器是一种辐射衰减物质,用以限制到达探测器组件的放射线角度分布。它的作用是空间定位,即仅局限于某一空间单元的射线进入探测器,而其他部分的射线则被屏蔽而不能进入探测器,其材料主要以高吸收 X 线的铅为主,断层 CT 准直器多位于 X 线球管侧,又叫前准直器(front collimator),它的作用是控制 X 射线束在与人体平行方向上的宽度从而控制扫描层厚度,层厚正是通过准直器来调节。层距指两层 X 线之间的距离,层厚和层距决定了扫描的质量,每扫描一个层面,计算机记录一个层面,将多个扫描层面放在一个片子内即我们所看到的 CT 片。当时的 CT 较少应用后处理技术。

现代 CT 技术中,螺旋 CT 已逐步取代了断层 CT。所谓螺旋 CT 是指扫描架在一个平面内 360° 旋转,检查床向此旋转平面推进,X 线球管在靶器官 Z 轴方向螺旋式前进完成扫描。实现螺旋 CT 扫描关键技术是接收透过人体组织的剩余 X 线的探测器数量,探测器排数越多,扫描速度越快,接收的信息越多,图像质量越好,而准直器多位于探测器侧,又叫后准直器(rear collimator),它的狭缝分别对准每一个探测器,使探测器只接收垂直于探测器方向的射线,尽量减少来自其他方向的散射产生的干扰。多层与单层螺旋 CT 最大区别是 Z 轴方向探测器排数不同,单层螺旋 CT 在 Z 轴方向为一排探测器,而多层螺旋是由多排探测器组成,称之为多排螺旋 CT。

在单层螺旋 CT 中,螺距(pitch)被定义为 X 射线管球旋转 1 周时扫描床向球管移动的距离(mm)与准直器宽度的比值,这里的准直器宽度实际上就是透过探测器的 X 线束厚度,即层厚。在多层螺旋 CT 中,层厚并不是准直器宽度,因多层螺旋 CT 应用了多排探测器排列,X 线束被多排探测器分为多束更细的 X 射线,则层厚应为 X 线束厚度/探测器排数,所以多层螺旋 CT 的螺距应为 X 射线管球旋转 1 周时扫描床向球管移动的距离除以透过探测器的 X 线束厚度/探测器排数。因此多层螺旋 CT 在相同的覆盖范围,可采用较薄的层厚,极大地改善了 Z 轴空间分辨率,减小了部分容积效应,提高了诊断的准确性,三维重建的图像质量也达到了目前最高水平。

二、CT 检查的相关概念

1. 分辨率　分辨率即图像的分辨能力,它包括空间分辨率、密度分辨率和时间分辨率。CT 图像是由一定数目由黑到白不同灰度的像素按矩阵排列所构成,这些像素反映的是相应体素的 X 线吸收系数,大小可以是 1.0mm×1.0mm 或 0.5mm×0.5mm 不等,数目可以是 256×256(即 65 536 个)、或 512×512、或 1 024×1 024。由于不同 CT 像素大小及数目不同,像素越小,数目越多,构成图像越清晰,即空间分辨率（spatial resolution）越高。

2. CT值　由于CT图像以不同灰度的像素来表示，反映器官和组织对X线的吸收程度。因此，与X线图像所示的黑白影像一样，黑影表示低吸收区，即低密度区，如含气体多的肺部；白影表示高吸收区，即高密度区，如骨骼。X线图像可反映正常与病变组织的密度，如高密度和低密度，但没有量的概念，CT图像不仅以不同灰度显示其密度的高低，还可用组织对X线的吸收系数说明其密度高低的程度，具有量的概念，实际工作中，不用吸收系数，而是将其换算成CT值，用CT值说明密度。单位为HU（hounsfield unit），水的吸收系数为10，CT值定为0HU，将各种组织包括空气的吸收衰减值都与水比较，人体中密度最高的骨皮质吸收系数最高，CT值定为+1 000HU，而空气密度最低，定为−1 000HU。人体中密度不同和各种组织的CT值则居于−1 000～+1 000HU的2 000个分度之间，从而产生了一个相对的吸收系数标尺。人体软组织的密度差别虽小，吸收系数虽多接近于水，也能形成对比而成像，较好地显示由软组织构成的器官，如脑、脊髓、纵隔、肺、肝、胆、胰以及盆部器官等。

3. 窗位和窗宽　窗位是指图像显示所指的CT值范围的中心，窗宽指显示图像的CT值范围。例如观察脑组织常用窗位为+35HU，窗宽用100；而观察骨质窗位则用+300～+600HU，窗宽用1 000。因此，同一层面的图像数据，通过调节窗位和窗宽，便可分别得到适于显示脑组织与骨质的两种密度图像。

4. 部分容积效应　CT图像上各个像素的数值代表相应单位组织全体的平均值，它不能如实反映该单位内各组织本身的CT值。凡小于层厚的病变，其CT值受层厚内其他组织的影响，所测出的CT值不能代表病变的真正CT值：如在高密度组织中较小的低密度病灶，CT值偏高；反之，在低密度组织中较小的高密度病灶，CT值偏低，这种现象称为部分容积效应。

5. 噪声　一个均匀物体被扫描时，在一个确定的扫描范围内每个像素的CT值（HU）并不相同，而是围绕一个平均值波动，它可能有上下的偏差，此偏差即为噪声。噪声由辐射强度决定的，即由达到探测器的X线量子数来决定，强度越大，噪声越低。图像噪声依赖探测器表面之光子通量的大小，它取决于X线球管的电压、电流、准直器孔径、重建算法等。

三、图像后处理技术的发展

计算机后处理技术是随着螺旋CT的发展而逐渐完善发展，主要包括后期重建的HRCT、二维多平面重组和三维重建图像等，这也是本书主要叙述的内容。

既往颞骨CT检查技术通常为常规断层CT检查，多采用2～5mm层厚进行，以断层扫描为扫描方式，先行轴位扫描，扫描一层后再进床行第二层扫描，整个靶器官轴位扫描完成后再调整扫描架方向行冠状位扫描，采用软组织算法成像，但扫描分辨率低、图像质量差，虽然断层CT检查也可以获得高质量的HRCT图像，但由于断层CT费时多、增加患者的辐射剂量，因此目前常规CT检查已经被多排螺旋CT检查取代获得HRCT图像。

多排螺旋CT检查为后期二维和三维重建图像奠定了基础，在不增加扫描时间和扫描剂量的情况下获得数据，通过后处理获得高质量、多方面的图像。其具体扫描方法为：采用多排螺旋CT一次性容积扫描，患者取仰卧位，扫描基线平行于眦耳线，采用横断面螺旋扫描，扫描范围包括整个颞骨，覆盖中耳和内耳的全部结构,采用骨组织算法成像,参数为电压 120kV,电流 250～300mA,准直器宽度＜1mm,螺距 1,应用"各向同性"扫描技术。"各向同性"扫描技术是指螺旋 CT 在扫描中在 X、Y、Z 轴上获得长度相等的体素信息,其数据称为容积数据,计算机收集容积数据获得体素信息后,再将图像传入图像工作站进行后处理。

(刘　阳　禄巧慧)

第二章

主要的颞骨CT诊断技术

第一节 常规高分辨率CT影像技术

高分辨率CT(high resolution CT,HRCT)为颞骨病变的诊断提供了更先进的技术支持,使微小解剖结构得到更清晰的显示,例如镫骨前后脚和足板。

一、主要技术参数

通常是在获得CT扫描体素信息后,采用Y-sharp算法(一种骨算法,其处理的图像边缘更加锐利),层厚0.67mm,螺距0.25,视野(FOV)150mm×150mm,矩阵1 024×1 024,电压120kV,电流350mA,0.34mm间隔重叠重建。通常重建层厚<1mm为HRCT标准,常选用0.625mm层厚获得轴位及冠状位CT平片。

二、临床常用层面

无论检查部位是正常还是存在病变,HRCT图像均应包含轴位和冠状位扫描图像(图2-1-1~图2-1-3)。

图2-1-1 常规HRCT的临床常用层面示意图

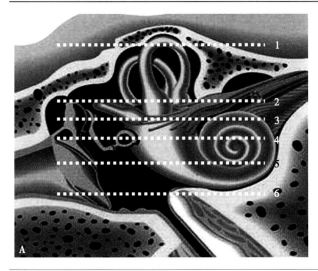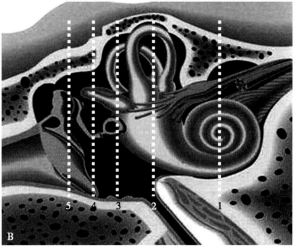

A. 轴位层面示意图:1. 前半规管层面;2. 外半规管层面;3. 锤砧关节层面;4. 前庭窗-镫骨层面;5. 鼓岬层面;6. 咽鼓管层面。B. 冠状位层面示意图:1. 耳蜗层面;2. 前半规管层面;3. 前庭窗-镫骨层面;4. 外半规管层面;5. 锤砧关节层面。

1. 轴位 HRCT 标准层面　其至少应包含：前半规管层面、外半规管层面、锤砧关节层面、前庭窗层面、鼓岬层面、咽鼓管层面。

2. 冠状位 HRCT 标准层面　其至少应包含：耳蜗层面、前庭层面、前庭窗层面、鼓窦层面、面神经管乳突段层面、后半规管层面。

图 2-1-2　不同层面正常的轴位 HRCT 图像

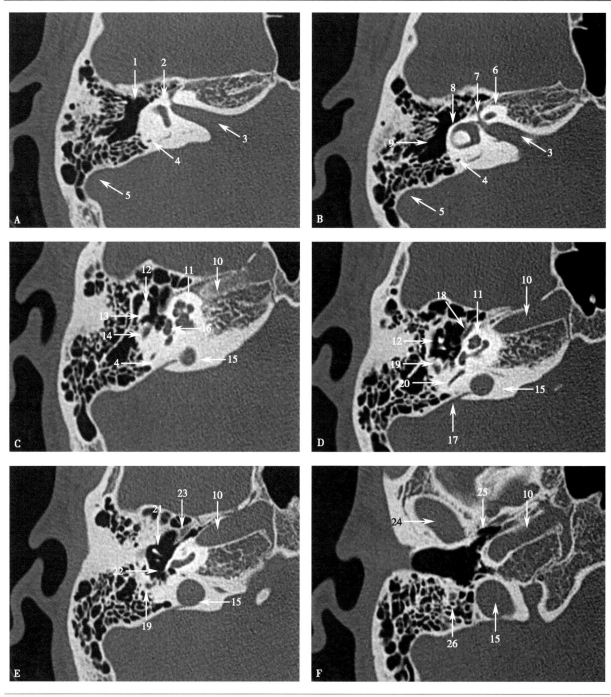

1. 上鼓室；2. 前半规管；3. 内耳道；4. 后半规管壶腹；5. 乙状窦；6. 蜗顶；7. 面神经膝神经节；8. 外半规管；9. 中鼓室；10. 颈内动脉管；11. 耳蜗中周；12. 锤骨；13. 砧骨短脚；14. 锥隆起 / 面神经；15. 颈静脉球；16. 前庭池；17. 内淋巴囊；18. 面神经水平段；19. 面神经垂直段；20. 后半规管；21. 砧骨长脚；22. 蜗窗龛；23. 鼓膜张肌半管；24. 颞下颌关节；25. 咽鼓管鼓室口；26. 面神经管乳突段。

图 2-1-3　不同层面正常的冠状位 HRCT 图像

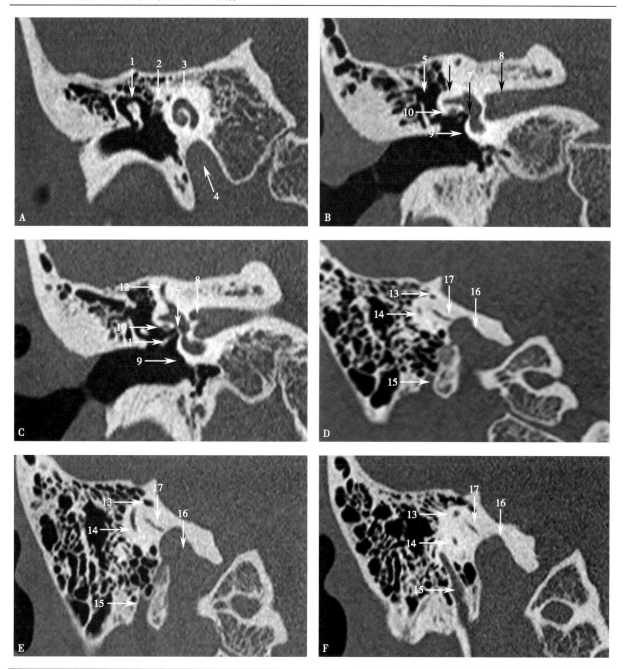

1. 锤骨头；2. 面神经；3. 耳蜗；4. 颈静脉窝；5. 上鼓室；6. 外半规管；7. 镫骨足板；8. 内耳道；9. 鼓岬；10. 面神经管鼓室段；11. 镫骨上结构；12. 前半规管；13. 后半规管壶腹端；14. 后半规管总脚端；15. 茎乳孔／面神经；16. 颈动脉管和颈静脉球；17. 蜗水管。

三、阅片重点

临床医师阅读常规 HRCT 应关注以下重要信息：

1. 颞骨含气状态　中 / 上鼓室、鼓窦、乳突是否存在含气空腔或密度增高影，这直接关系到是否开放乳突的手术策略选择问题。但由于胆脂瘤、肉芽、黏性液体等软组织 CT 值相近（胆脂瘤 CT 值通常为 0 ~ 100HU），加之部分容积效应的影响，我们很难通过 HRCT 明确区分软组织性质，还需结合临床。

2. 重要结构信息　重要结构包括耳蜗、前庭、迷路、内耳道、颈动脉管、乙状窦、颈静脉球、面神经管、乳突盖、咽鼓管、盾板、外耳道后壁、颞下颌关节，前庭窗、蜗窗龛，在 HRCT 平片上，对这些结构的发育、畸形、位置、病变状态等均能很好显示，是术前必须获得的手术信息。

3. 听骨链情况　听骨链情况是听力重建术所需的重要信息，由于听骨链连接是三维构象，且受 CT 空间分辨率的影响，在平片上能够显示的通常是锤骨头、砧骨体、砧骨长脚，表现为点状或条状影的骨片段，偶有显示镫骨、砧镫关节，但表现为模糊的影像。因此，轴位、冠状位 HRCT 不能满意地显示听骨链结构，而术后对重建听骨链的评估更显困难，需辅以后期技术进行二维及三维重建。

4. 面神经情况　面神经在 HRCT 轴位平片水平段表现为条状影，乳突段表现为点状影，在冠状位水平段表现为点状影，乳突段表现为条状影。因此面神经相关病变的诊断依靠常规 HRCT 是不够的，还需辅以多平面重组图像，从而显示面神经颞骨内全程影像。

第二节　多平面重组技术

多平面重组（multi-planar reformatting，MPR）实际上是一种基于体素的表面模型法三维重建技术，但却以二维的形式显示。这一技术是在应用多排螺旋 CT "各向同性" 扫描技术基础上获得容积数据，后期利用图像工作站，在 HRCT 薄层图像基础上进行实时、任意多角度旋转成像，以获得满意的图像，再以平面的形式显示出来。

一、主要技术参数

MPR 通常重建层厚 0.5 ~ 0.6mm，50% 重叠重建，重建的平面包括轴位、冠状位、矢状位、斜位、多向调整位，其结果是实现了微细结构的同层全程显示，即同一层面显示某一微细结构的全部或大部分结构（详细重建方法见本节 "三、临床重建结构"）。

二、临床常用重建结构

MPR 图像后处理技术尤其适合于听骨链和面神经的显示。临床常用的 MPR 重建结构如下：

1. 锤砧骨 MPR　同层全程显示锤骨头、锤骨颈、锤骨柄、锤骨外侧突、砧骨体、砧骨长脚、砧骨短脚、砧骨豆状突、锤砧关节。

2. 镫骨 MPR　同层全程显示砧镫关节、镫骨头、镫骨颈、镫骨前 / 后脚、镫骨足板、前庭窗。

3. 面神经管MPR　可完全显示其在颞骨的全程走行以及面神经管的完整性,包括迷路段、膝神经节段、水平段、锥曲段、垂直段。

三、临床重建方法

1. 锤砧骨MPR方法

图2-2-1　锤砧骨MPR示意

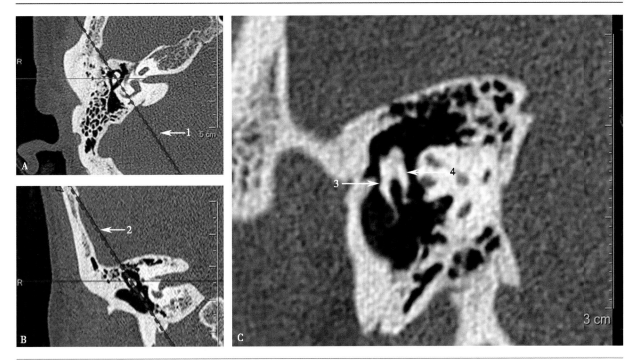

A. 轴位锤砧关节平面,虚线1为轴位重建纵向线。B. 冠状位锤砧关节平面,虚线2为冠状位重建纵向线;C. MPR图像:3. 锤骨;4. 砧骨。

【重建方法】
以矢状位图像为基准图像,在轴位图像上找到锤砧关节层面,将重建纵向线外旋约45°,相应地冠状位上的重建纵向线同样外旋约45°。重建后图像如图2-2-1C所示,可全程显示锤骨、砧骨、锤砧关节、砧镫关节。

视频1　锤砧骨MPR操作

2. 镫骨 MPR 方法

图 2-2-2 镫骨 MPR 示意

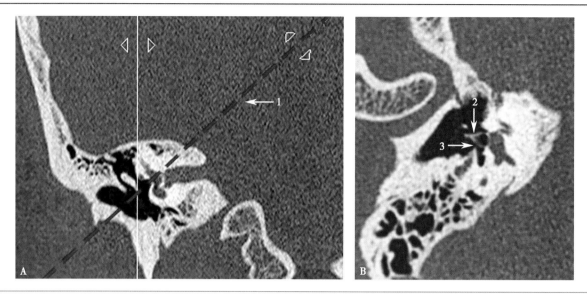

A. 冠状位砧镫关节层面,虚线 1 为横向旋转线。B. 镫骨 MPR 图像;2. 前脚;3. 后脚。

视频 2 镫骨
MPR 操作

【重建方法】

以轴位图像为基准图像,冠状位图像找到砧镫关节层面,横向线旋转到镫骨同一方向。
重建后图像如图 2-2-2B 所示,完整显示镫骨结构。

3. 前半规管 MPR 方法(图 2-2-3)

图 2-2-3 前半规管 MPR 示意

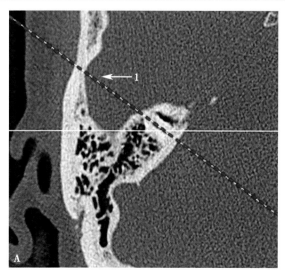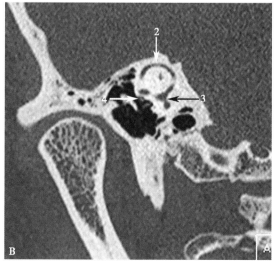

A. 轴位前半规管层面,虚线 1 为纵向旋转线。B. MPR 图像;2. 前半规管;3. 总脚;4. 面神经管。

【重建方法】

以矢状位图像为基准图像,轴位图像上找到前半规管显示最长的一段,将纵向线旋转到此轴线上,然后通过适当的微调旋转即可得到前半规管的同层显示图像。

视频3　前半规管 MPR 操作

4. 面神经管 MPR 方法（图 2-2-4 ）

图 2-2-4　面神经管 MPR 示意

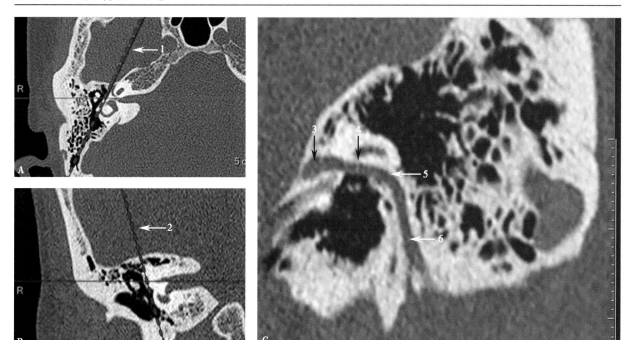

A. 轴位面神经鼓室段层面,虚线 1 为纵向旋转线。B. 冠状位面神经乳突段层面,虚线 2 为纵向旋转线；C. MPR 图像；3. 膝神经节段；4. 鼓室段；5. 锥段；6. 垂直段。

【重建方法】

以矢状位图像为基准图像,轴位图像上找到面神经管鼓室段至入颅开口处,将纵向线旋转到此轴线处,相应冠状位上纵向线适当外旋一定角度,从而显示出面神经管全程。

视频4　面神经管 MPR 操作

四、临床价值与局限性

　　MPR 的临床价值在于：①一次 CT 扫描结果经后处理即可在同一层面全程完整地显示听小骨,对于判断听小骨的病变十分重要,但在同一层全部显示包括三块听小骨在内的完整听骨链结构则影像易变形,故通常分为两个层面；②通过多向调整,可评判术后以各种材料重建的听骨赝复物位置与连接情况,这是常规 CT 无法做到的；③可同时显示听小骨周围的软组织或含气腔,明确听小骨与周围的软组织关系及听小骨所在空间。

主要不足在于：由于 MPR 是基于 HRCT 的二维重组，因此过于细小的结构显示不清，如面神经管鼓室段、镫骨环状韧带、前庭水管等。

第三节　容积重建技术

组织器官的三维重建同样以多排螺旋 CT "各向同性" 扫描方法获得容积数据，在此基础上应用后处理技术实现组织结构的三维空间构象。目前主要的三维重建方法包括：表面阴影显示（shaded surface display，SSD）、最大密度投影（maximum intensity projection）、最小密度投影（minimum intensity projection）、CT 虚拟耳镜技术（CT virtual endoscopy，CTVE），及本节介绍的近些年新兴发展的 CT 容积重建技术（CT volume rendering，CTVR）。后者更为适合中耳微小结构的重建。

一、基本原理

CT 容积重建技术的基本原理是收集 CT 容积扫描后得到的体素信息，应用后处理技术将不同的组织信息以不同的阈值大小表示，不同的阈值又指定为不同的颜色和透明度，以给定角度的假想光线穿过，通过视觉色差在人眼的视网膜获得不同结构的三维信息，通过观察平面得到直观、可任意旋转的图像，并通过表面阈值滤过技术显示三维图像内部不同性质的组织构象（"剥洋葱皮" 效应），这也是 CTVR 与表面投影、虚拟耳镜技术的本质区别。CTVR 技术采用柱状重建方法，用时约 1min：①在冠状位图像上选择砧镫关节层面，确定重建矩形的各边，即砧镫关节下方水平线、镫骨板内侧垂直线、中耳鼓室上缘水平线、外耳道内 1/2 垂直线。②同时在轴位图像上选择锤砧关节层面，以中耳鼓室前后缘水平线为边界。通过放大、旋转，可清楚观察各听小骨的结构。

二、临床重建方法

图 2-3-1　中耳腔听小骨 CTVR 三维影像连续旋转图像

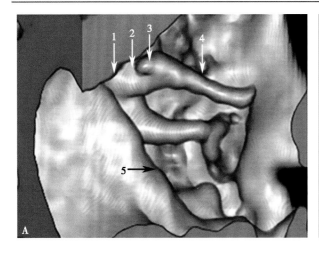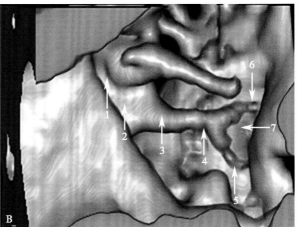

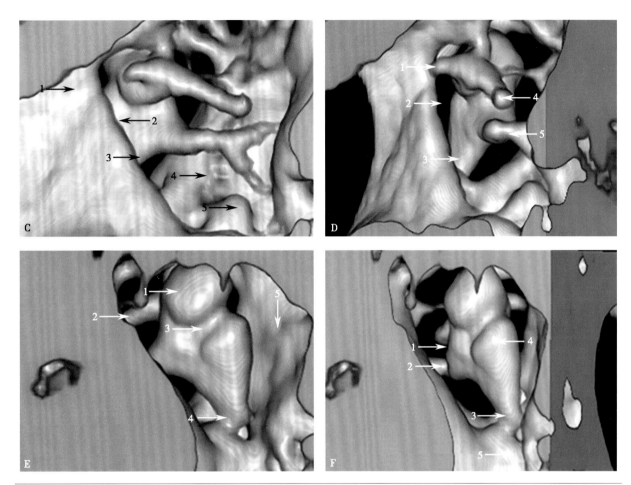

A～B. 滤除鼓膜、外耳道后上骨质,暴露面隐窝、中鼓室、上鼓室,观察角度由手术医师熟悉的后上鼓室至上鼓室前隐窝-中鼓室至咽鼓管-下鼓室方向。C～D. 观察方向由后鼓室镫骨位置砧骨长脚向上鼓室方向观察。E～F. 滤除上鼓室鼓窦骨质,由鼓窦至上鼓室前隐窝-上鼓室至中鼓室方向观察。
A. 1. 锤骨头;2. 锤骨颈;3. 外侧突;4. 锤骨柄;5. 暴露的面隐窝。
B. 1. 锤砧关节;2. 砧骨体;3. 砧骨长脚;4. 砧镫关节;5. 镫骨后脚;6. 镫骨前脚;7. 镫骨足板。
C. 1. 外耳道;2. 鼓窦方向;3. 砧骨短脚根部;4. 面神经;5. 锥隆起。
D. 1. 锤骨外侧突;2. 上鼓室;3. 砧骨短脚;4. 锤骨柄尖端;5. 砧镫关节。
E. 1. 锤骨头;2. 锤骨柄;3. 锤砧关节;4. 砧骨短脚;5. 上鼓室。
F. 1. 砧骨长脚;2. 砧镫关节;3. 砧骨短脚;4. 砧骨体;5. 鼓窦。

视频5　听小骨CTVR操作

三、临床价值与局限性

CTVR 的最大临床价值是对听骨链完整性及其与周围关系的直观图像显示:①通过人机对话实现听小骨三维影像的任意角度旋转,在不同视角下直观显示整个听骨链、听骨韧带、砧镫关节、锤砧关节、镫骨前/后脚等重要结构及其与周围结构的关系,能够弥补 HRCT 对听小骨等相关微细结构显示不足的缺陷;②对于被肉芽或胆脂瘤组织包裹的听骨链,应用阈值滤过技术,可最大限度地去除听小骨表面的软组织影像,从而真实再现软组织内部听骨链的病理状态;③在术后评估方面,能够很好地显示各种材料的术后重建影像,对于评估听骨赝复物的位置、连接、状态显示出独特的优点。

其不足之处在于:对于听骨链间的硬化灶并不能完全显示。对镫骨足板的显示也较差,可能的原因是镫骨足板位于前庭窗内,周围没有气 - 骨密度对照而显示不佳。

(禄巧慧　李晓雨　刘　阳)

第三章

外中耳炎性疾病

第一节 外耳道胆脂瘤

外耳道胆脂瘤是由外耳道皮肤脱屑、胆固醇结晶堆积、上皮包裹所形成的囊状团块。内层为复层鳞状上皮,外层为厚薄不一的纤维组织。常规轴位和冠状位 HRCT 可判断病变的程度和范围并以此分期,包括是否为单纯外耳道内胆脂瘤团块、是否破坏外耳道皮肤和骨质、病变是否累及中耳乳突腔、病变是否破坏整个颞骨或超出颞骨范围。二维 MPR 图像和三维 CTVR 图像可明确胆脂瘤压迫突入中耳腔后听小骨受累程度,为听力重建提供影像学依据(图 3-1-1)。根据术前影像确定的手术策略包括耳甲腔和外耳道扩大成形术、鼓室成形术、乳突切开鼓室成形术等,通常外耳道皮肤缺损需游离皮瓣植皮。因外耳道胆脂瘤常涉及中耳及乳突,故 MPR 和 CTVR 在其诊治中也有相当的临床价值,主要用于诊断听小骨和面神经管是否受到侵犯。

图 3-1-1 外耳道胆脂瘤的耳内镜所见

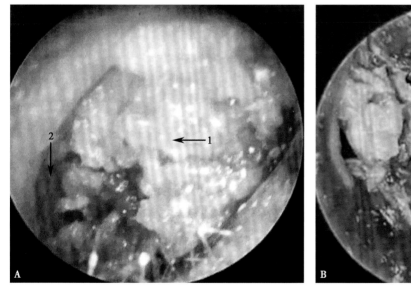
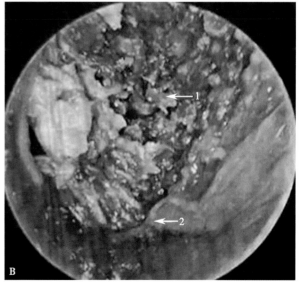

A. 1. 外耳道内胆脂瘤组织;2. 外耳道皮肤完整,充血但未破坏。B. 1. 黄色角化碎屑、上皮样物堵塞;2. 外耳道皮肤充血、肿胀、糜烂,伴有肉芽形成。

病例 1

【病史回顾】 患者中年男性，因外耳道阻塞闷胀半年就诊，检查见胆脂瘤阻塞外耳道骨部。

【病例要点】

· **影像学检查**：提示外耳道鼓室密度增高影，听骨链完整。

· **手术策略**：清除病变，外耳道骨部植皮，保持鼓膜、外耳道口和耳甲腔的完整性。

图 3-1-2 外耳道胆脂瘤影像学表现和术中所见

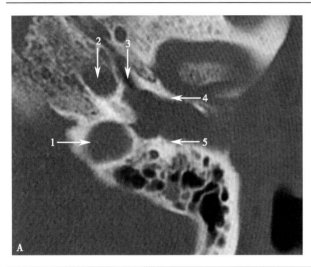
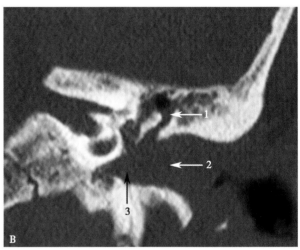

A. 轴位 HRCT 图像：1. 颈静脉球（正常位置）；2. 颈内动脉水平段；3. 咽鼓管；4. 外耳道，骨质光滑；5. 外耳道后壁，骨皮质破坏。提示外耳道内软组织密度增高影，阻塞外耳道，耳道后壁骨质呈锯齿状，皮肤骨质破坏，中耳腔密度增高影，提示病变，乳突腔气化尚好。B. 冠状位 HRCT 图像：1. 上鼓室内软组织病变影；2. 外耳道胆脂瘤软组织影；3. 中耳软组织影。

常规 HRCT 明确病变范围位于外耳道，病变波及鼓室。据此制订的手术策略为清除外耳道胆脂瘤病变，鼓室内病变是否清除根据术中情况而定，听小骨病变程度信息不够详尽。

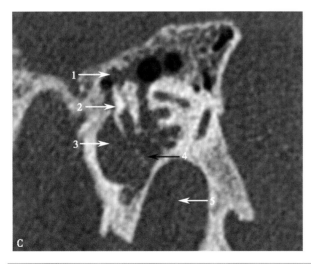
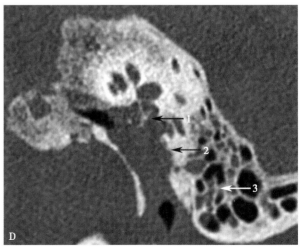

C. 锤砧骨 MPR 图像：1. 上鼓室内软组织病变；2. 砧骨；3. 外耳道软组织影；4. 鼓膜，增厚但完整；5. 颈静脉球，图中可见锤骨、砧骨完整，锤砧关节连接良好，听骨链被鼓室软组织包裹。D. 镫骨 MPR 图像：1. 镫骨，显示完整的镫骨结构，包裹在软组织中；2. 胆脂瘤侵犯外耳道后壁；3. 乳突腔气房，部分气房内见软组织影。

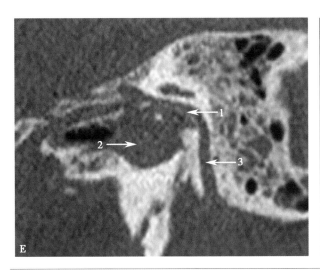
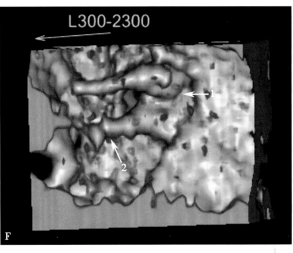

E. 面神经管 MPR 图像：1. 面神经管鼓室段，因骨管较薄，影像上显示不连续；2. 鼓室内软组织密度影；3. 面神经管乳突段，骨管完整无破坏。F. CTVR 三维图像：1. 锤砧关节；2. 砧镫关节。CTVR 三维影像中外耳道和鼓室内软组织被滤除，见听骨链完整，外耳道骨质凹凸不平，说明外耳道骨皮质被破坏，进一步明确手术可以不进入鼓室，待鼓室内软组织经咽鼓管自行排出。

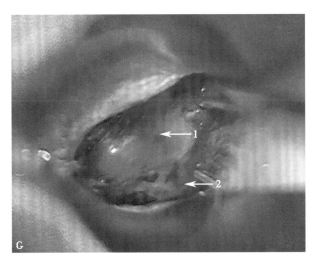
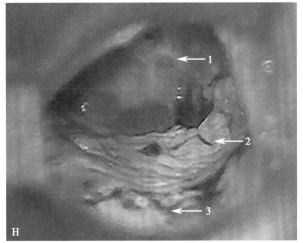

G. 术中暴露病变实时图像：1. 去除胆脂瘤后暴露的鼓膜，去除鼓膜表面胆脂瘤基质，保持鼓膜完整性；2. 裸露的外耳道骨质，清理胆脂瘤后见外耳道皮肤完全破坏，骨质裸露。H. 术中修复实时图像：1. 鼓膜；2. 植入的皮瓣；3. 耳甲腔与外耳道交接处皮肤。

术中仅外耳道植皮，因耳甲腔宽敞，未行耳甲腔成形。

病例2

【病史回顾】　患者青年男性,因外耳道疼痛闷胀3个月就诊,检查见胆脂瘤阻塞外耳道。

【病例要点】

- **影像学检查**:提示外耳道鼓室密度增高影,听骨链完整。
- **手术策略**:清除病变,外耳道骨部植皮,同时行耳甲腔成形。

图 3-1-3　外耳道胆脂瘤影像学表现和术中所见

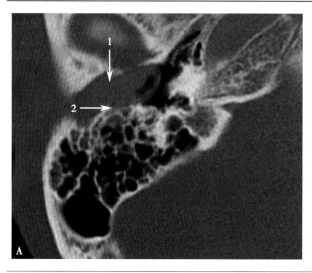
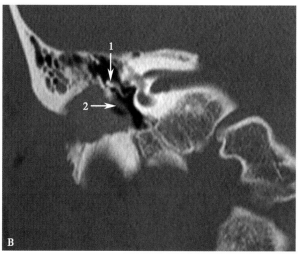

A. 轴位 HRCT 图像:1. 外耳道内软组织密度增高影,阻塞外耳道;2. 外耳道后壁,可见骨质呈锯齿状,提示皮肤骨质破坏,中耳腔良好,乳突腔气化良好,未见病变侵蚀。B. 冠状位 HRCT 图像:1. 砧骨,位于正常中耳腔内;2. 增厚的鼓膜,与外耳道胆脂瘤接触但尚存间隙,中上鼓室及前庭窗镫骨区域未见病变组织。

常规 HRCT 明确病变范围位于外耳道。如仅据常规 HRCT,该病例初步手术策略为清除外耳道胆脂瘤病变、乳突无需开放。但常规 HRCT 对听小骨病变程度情况显示不够详尽。

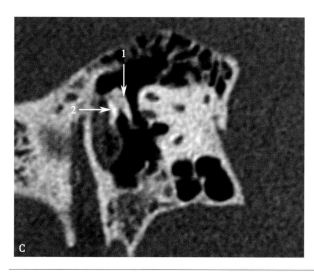
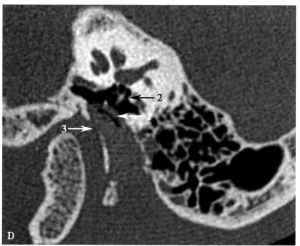

C. 锤砧骨 MPR 图像:1. 砧骨;2. 锤骨。可见锤骨、砧骨完整,锤砧关节连接良好,锤骨柄包裹在增厚的鼓膜内,鼓室腔良好。D. 镫骨 MPR 图像:1. 增厚的鼓膜,与外耳道胆脂瘤之间尚存间隙;2. 镫骨,显示完整的镫骨结构,中上鼓室及前庭窗镫骨区域未见病变组织;3. 外耳道前壁。可见外耳道前壁、后壁均有骨质破坏。

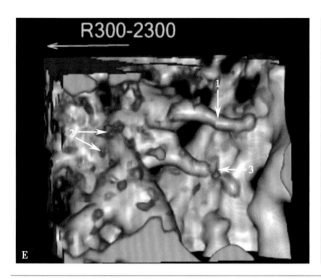
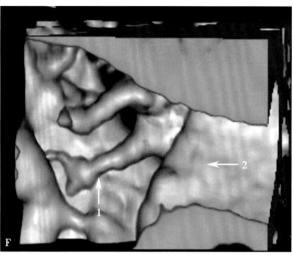

E. 患侧 CTVR 三维图像：1. 锤骨柄；2. 外耳道软组织；3. 砧镫关节软组织影。F. 健侧 CTVR 三维图像（与患侧对照）：1. 砧镫关节，与患侧影像明显不同，为正常图像；2. 正常外耳道，未见软组织影。

E 和 F 图中红色表示胆脂瘤及软组织，应用三维影像滤过技术，将鼓膜及外耳道胆脂瘤等软组织图像滤除，显示听骨链结构，砧镫关节内软组织影提示砧镫关节受侵，但因鼓室未见软组织影，关节处显示的软组织可传导声音，故可不进入鼓室，仅行外耳道成形。

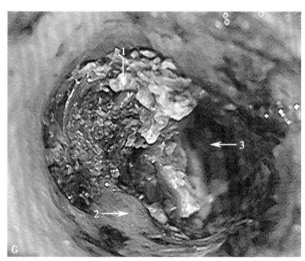
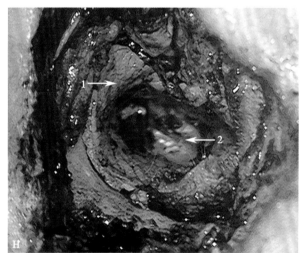

G. 术中暴露病变实时图像：1. 外耳道胆脂瘤；2. 裸露的外耳道骨质；3. 分离外耳道胆脂瘤后暴露的鼓膜。图中显示外耳道胆脂瘤，清理部分后见外耳道皮肤完全破坏，骨质裸露，清除部分胆脂瘤后暴露完整鼓膜。H. 术中修复实时图像：1. 植入的皮瓣；2. 鼓膜。

术中清理胆脂瘤、扩大耳甲腔和外耳道后，取耳后游离薄层皮片植入外耳道，保持鼓膜完整性，术中将耳甲腔扩大，作为扩大的外耳道一部分。

病例3

【病史回顾】　患者中年男性，鼓室成形术后2年，外耳道胆脂瘤形成再次入院手术。

【病例要点】

- **影像学检查**：可见外耳道鼓室密度增高影，鼓室内可见前次手术植入的PORP。
- **手术策略**：术式为耳后切口鼓室成形、外耳道植皮。

图3-1-4　外耳道胆脂瘤影像学表现和术中所见

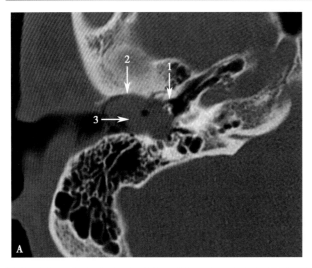
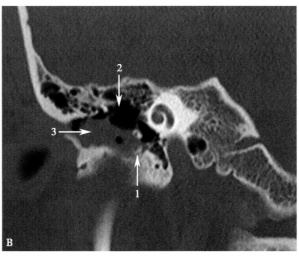

A. 轴位HRCT图像：1. 鼓室内听小骨样结构；2. 外耳道前壁，颞下颌关节后壁；3. 外耳道内软组织密度增高影，阻塞外耳道。B. 冠状位HRCT图像：1. 外耳道壁近鼓环处骨质破坏；2. 鼓室内正常含气腔；3. 增厚的鼓膜及外耳道内软组织密度增高影，阻塞外耳道，中上鼓室及前庭窗镫骨区域未见病变组织。

常规HRCT明确了病变范围位于外耳道，外耳道骨质破坏，中耳腔良好，乳突腔气化良好，未见病变侵蚀。手术策略为清除外耳道胆脂瘤病变、无需开放乳突，但听小骨病变程度信息不够详尽。

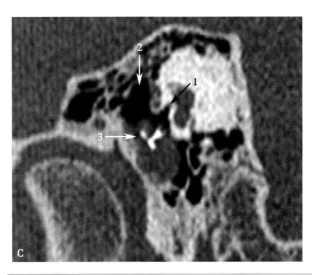
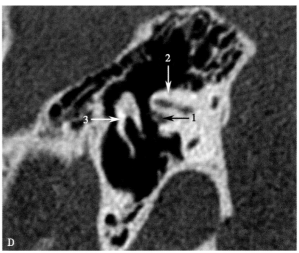

C. 人工听骨MPR图像（右侧病变耳）：1. 前庭窗龛；2. 中上鼓室腔；3. 前次手术植入的PORP。D. 锤砧骨MPR图像（左侧正常对照耳）：1. 面神经管；2. 外半规管；3. 正常听骨链，连续完整。

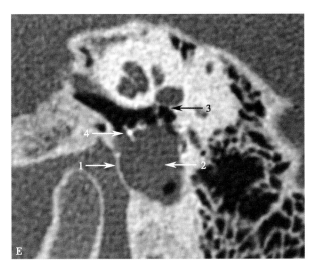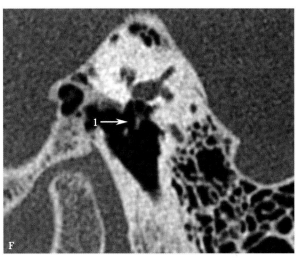

E. 人工听骨 MPR 图像（患侧右耳）：1. 外耳道前壁，颞下颌关节后壁，骨质被压薄；2. 外耳道胆脂瘤；3. 镫骨足板及镫骨上结构；4. 前次手术植入的 PORP。F. 镫骨层面 MPR 图像（健侧左耳）：1. 正常镫骨。

患侧图 C、E 显示中耳腔内未见病变，可见前次手术植入的钛质 PORP 与镫骨不连接，外耳道胆脂瘤将鼓膜向内压迫。手术策略为作耳后切口，清理病变，重建听骨链，外耳道植皮。

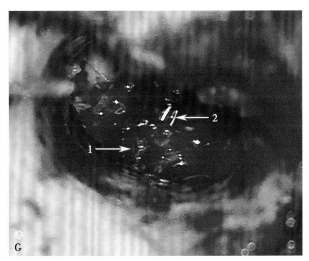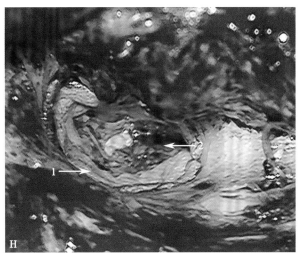

G. 术中暴露病变实时图像：1. 镫骨，结构完整；2. 前次手术放置的钛质 PORP，与镫骨分离。H. 术中修复实时图像：1. 植入的皮瓣；2. 鼓膜。

患者外耳道较宽，手术经耳后切口，清理外耳道胆脂瘤，保持鼓膜完整性，进入鼓室，重建听骨链，回复鼓膜后薄层皮片耳道植皮。

病例4

【病史回顾】 患者中年女性,因左耳阻塞伴听力下降1年余入院。检查见左耳外耳道胆脂瘤及痂皮。

【病例要点】

- **影像学检查:**提示病变侵蚀外耳道、鼓室、乳突腔,破坏听小骨。
- **手术策略:**耳后切口,完璧式乳突切开,封闭乳突鼓室,外耳道植入游离皮瓣。

图 3-1-5 外耳道胆脂瘤影像学表现和术中所见

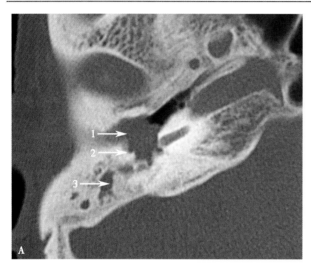
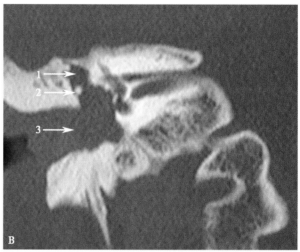

A. 轴位 HRCT 图像:1. 外耳道内软组织密度增高影,阻塞外耳道;2. 外耳道后壁,可见后壁骨质呈锯齿状,提示皮肤及骨质破坏;3. 病变侵蚀乳突腔。B. 冠状位 HRCT 图像:1. 上鼓室内软组织影,为外耳道胆脂瘤向鼓室内压迫形成;2. 残余听小骨,位于上鼓室软组织内,形态不清;3. 外耳道胆脂瘤,与中、上鼓室成为一体。

手术策略为清除外耳道、鼓室、乳突内病变,选择完璧式乳突切开术。

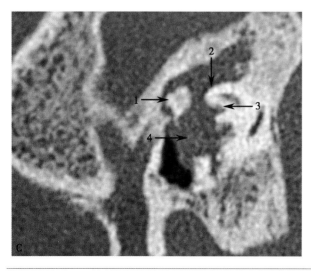
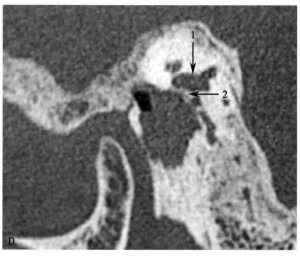

C. 锤砧骨 MPR 图像:1. 残余锤、砧骨,可见锤骨头、砧骨体,锤骨柄和砧骨长脚消失;2. 外半规管;3. 面神经管水平段横断面,位于外半规管下方,被病变包绕;4. 鼓室腔内病变组织。D. 前庭窗(镫骨)MPR 图像:1. 前庭池;2. 镫骨足板,图片未显示镫骨上结构,中上鼓室及前庭窗镫骨区域为病变组织。

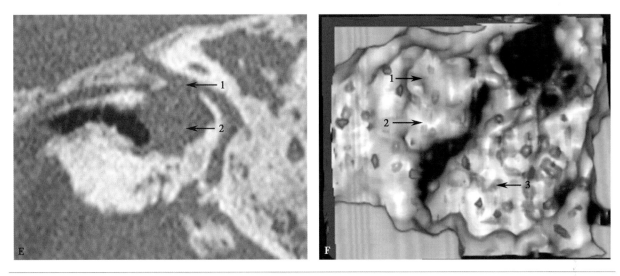

E. 面神经管 MPR 图像：1. 面神经鼓室段，骨管缺失，与鼓室软组织粘连；2. 鼓室内软组织。F. CTVR 三维图像：1. 锤骨头；2. 砧骨体；3. 鼓室内软组织。

图中红色点状表示胆脂瘤及软组织，应用三维影像滤过技术，将鼓膜、外耳道胆脂瘤、中鼓室内软组织图像滤除，显示听骨链结构，见残余锤砧骨位于上鼓室内。

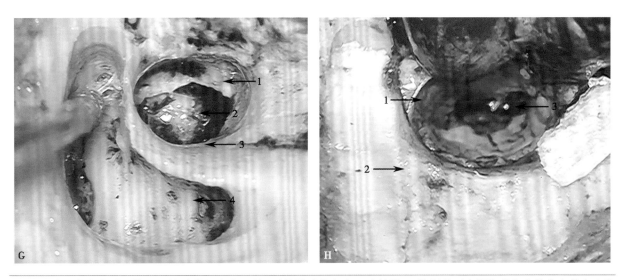

G. 术中清除病变实时图像：1. 外耳道胆脂瘤，破坏耳道骨质并向内压迫鼓膜；2 鼓岬表面为胆脂瘤上皮并向上鼓室内发展，清除后见裸露的鼓岬，镫骨上结构消失；3. 磨除被胆脂瘤破坏的耳道骨质，均匀扩大外耳道；4. 打开乳突、鼓窦、上鼓室，保留外耳道后壁，清除术腔内阻塞性肉芽组织，上鼓室内残余的锤骨头和砧骨体。H. 术中修复实时图像：1. 植入外耳道内的游离薄层皮瓣；2. 乳突以骨粉封闭填塞；3. 鼓岬表面以颞肌筋膜封闭，同时封闭咽鼓管口。

病例 5

【病史回顾】 患者女性，儿童，因外耳道闷塞3个月余入院。检查见外耳道胆脂瘤。

【病例要点】

- **影像学检查**：提示病变侵蚀外耳道、鼓室、乳突腔，破坏听小骨。
- **手术策略**：耳内＋耳后切口，完璧式乳突切开鼓室成形，耳甲腔成形，外耳道植入游离皮瓣。

图 3-1-6 外耳道胆脂瘤影像学表现和术中所见

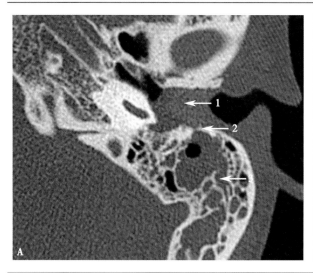
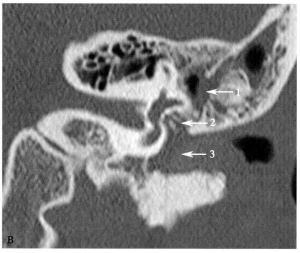

A. 轴位 HRCT 图像：1. 外耳道内软组织密度增高影，阻塞外耳道；2. 外耳道后壁，可见后壁骨质呈锯齿状，提示皮肤及骨质破坏；3. 乳突腔广泛气化，病变侵蚀乳突腔。B. 冠状位 HRCT 图像：1. 上鼓室内软组织影，为外耳道胆脂瘤向鼓室内压迫形成；2. 镫骨区域，残余听小骨结构不清，包埋于软组织内；3. 外耳道胆脂瘤，与中、上鼓室成为一体。

常规 HRCT 明确病变范围位于外耳道、鼓室、乳突腔，手术策略为耳内＋耳后切口，完璧式乳突切开鼓室成形，耳甲腔成形，外耳道植入游离皮瓣。

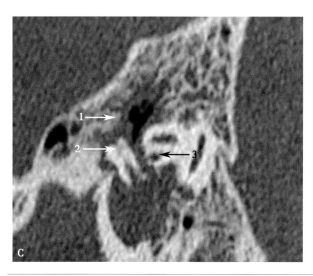
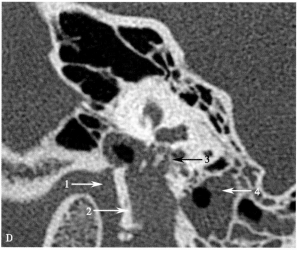

C. 锤砧骨 MPR 图像：1. 上鼓室内软组织；2. 锤、砧骨，结构完整，图中可见砧镫关节连接不佳；3. 面神经管水平段横断面，位于外半规管下方，被病变包绕，骨质完整。D. 镫骨 MPR 图像：1. 颞下颌关节囊软组织；2. 颞下颌关节囊骨壁，构成外耳道前壁；3. 镫骨，包埋于鼓室软组织内，病变侵蚀镫骨前后脚，足弓纤细；4. 广泛气化的乳突腔，病变侵蚀乳突腔。

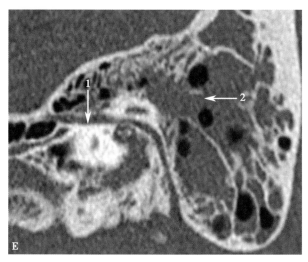
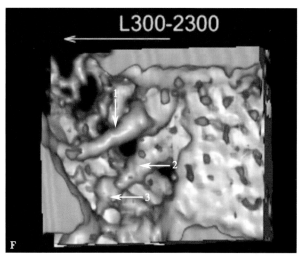

E. 面神经管 MPR 图像：1. 面神经鼓室段，面神经管与鼓室内钙化组织粘连；2. 乳突腔内软组织。F. CTVR 三维图像：
1. 锤骨柄；2. 砧骨长脚；3. 镫骨头。

图中红色点状表示胆脂瘤及软组织，应用三维影像滤过技术，将鼓膜、外耳道胆脂瘤、中鼓室内软组织图像滤除，显示听骨
链结构，见锤砧骨完整，连接良好，砧镫关节连接处异常，镫骨前脚纤细。

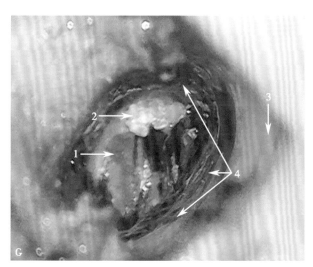
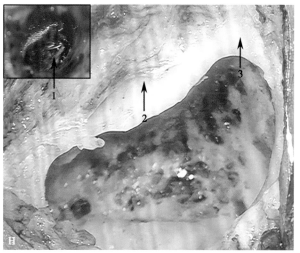

G. 术中暴露外耳道病变实时图像：1. 清除外耳道胆脂瘤后暴露的紧张部鼓膜，去除鼓膜表面已形成胆脂瘤基质的上皮；
2. 外耳道内尚未清除的胆脂瘤；3. 耳甲腔成形中位于耳屏与耳轮脚间切口，其下骨质为上鼓室表面骨质；4. 外耳道前、
上、后壁被胆脂瘤破坏后均匀扩大的骨质，术后植入游离皮瓣。H. 术中暴露乳突实时图像：1. 小图所示鼓室成形听骨链
重建，鼓室内植入的钛质 PORP；2. 保留的外耳道后壁及在耳内切口中预留的外耳道口耳甲腔皮肤；3. 完壁式手术切开乳
突腔后预留的上鼓室表面骨皮质，防止术后耳内、耳后切口在此处外耳道与乳突相通。

病例6

【病史回顾】 患者青年男性,因外耳道反复流水、阻塞1年入院。诊断外耳道胆脂瘤,中耳乳突炎

【病例要点】

- 检查结果:影像学检查提示病变侵蚀外耳道、鼓室、硬化乳突腔,破坏听小骨。患者无实用听力。
- 手术策略:耳后切口,清除外耳道内和鼓室病变,封闭外耳道。

图3-1-7 外耳道胆脂瘤/中耳乳突炎影像学表现和术中所见

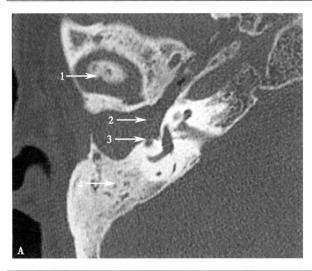
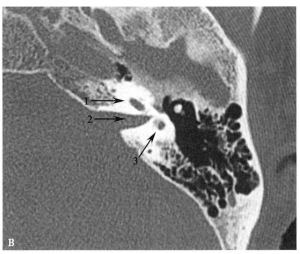

A. 右侧轴位HRCT(患侧)图像;1. 颞下颌关节;2. 鼓室胆脂瘤软组织,与外耳道、咽鼓管软组织一致;3. 面神经管(骨质破坏);4. 乳突腔硬化。B. 左侧轴位HRCT(健侧)图像;1. 耳蜗;2. 内耳道;3. 前庭。

常规HRCT明确病变范围位于外耳道、鼓室,乳突腔为硬化型,故手术策略为耳后切口,清除外耳道、鼓室病变后封闭外耳道。

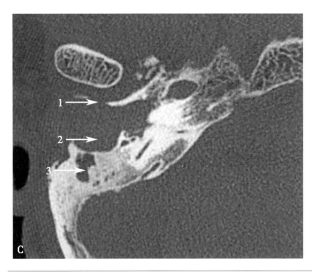
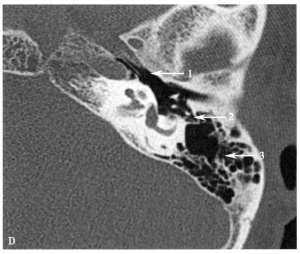

C. 右侧轴位HRCT(患侧)图像(为图A的下一层面):1. 颞下颌关节后壁,外耳道前壁,见骨质破坏;2. 外耳道胆脂瘤破坏外耳道后壁;3. 硬化型乳突腔,其内可见软组织影。D. 左侧轴位HRCT(健侧)图像;1. 咽鼓管口;2. 位于鼓窦底部的砧骨短脚;3. 广泛气化的乳突腔。

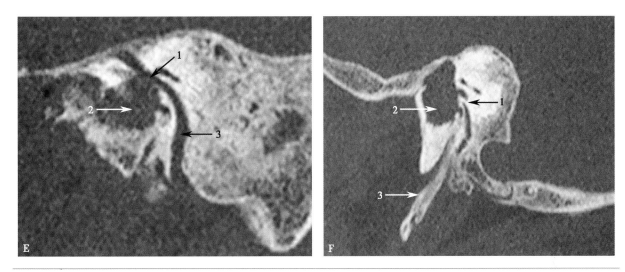

E. 面神经管 MPR 图像：1. 面神经鼓室段，骨管缺失，面神经纤维组织鼓室病变粘连；2. 鼓室内胆脂瘤组织；3. 面神经垂直段，骨管正常。F. 茎突层面冠状位 HRCT 图像：1. 面神经锥段，骨质缺损；2. 鼓室内胆脂瘤组织，未见听小骨；3. 茎突。

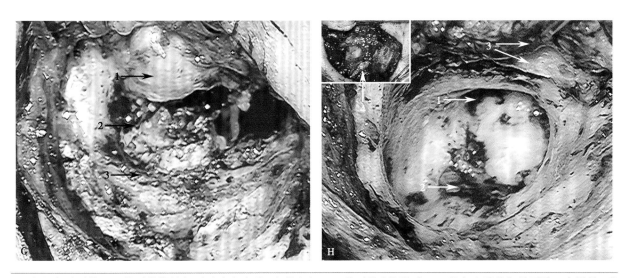

G. 术中实时图像：1. 外耳道软骨部后壁残存皮肤，向前翻起；2. 外耳道内胆脂瘤；3. 乳突皮质骨与外耳道口交界处，术中见外耳道内胆脂瘤组织已经完全破坏外耳道皮肤和后壁，并向乳突内侵犯。H. 术中清理病变后实时图像：1. 咽鼓管口；2. 暴露的面神经鼓室段和锥段，手术清除外耳道、鼓室、咽鼓管口、中上鼓室和鼓窦乳突处胆脂瘤，使其成为一体化；3. 外耳道软骨部前后壁皮肤，翻起后缝合，封闭外耳道；4. 术腔以颞肌组织填塞。

（刘 阳 赵丹珩）

第二节　粘连性中耳炎

粘连性中耳炎为因咽鼓管功能不良等原因导致中耳负压状态所引起的一系列病理变化中的一个阶段,从初始的中耳负压,逐渐发展为卡他性、渗出性、黏液性,直至成为粘连性中耳炎,在《中耳炎临床分类和手术分型指南(2012)》中,列为中耳炎后遗疾病。鼓室内结缔组织形成,鼓膜与鼓岬粘连,听小骨破坏,甚至形成胆脂瘤。临床特征为传导性听力损失,鼓室图为 C 型或 B 型,咽鼓管功能障碍,鼓室积液,鼓膜内陷或与鼓岬粘连。疾病发展过程中不同的病理阶段可采取不同的外科处理措施,在粘连性中耳炎阶段,外科治疗的核心理念在于尽可能恢复咽鼓管功能,重建鼓室含气腔,预防鼓室再粘连。在影像学表现上,常规轴位及冠状位 HRCT 可见密度增高影,虽不能完全明确是液体、黏性分泌物,或者阻塞性、炎性肉芽组织,但能够明确鼓室、鼓窦、乳突腔的病变范围及破坏程度。MPR 及 CTVR 三维影像则相对能够明确包埋在软组织中的听小骨状态,如受压、破坏、缺损等。

图 3-2-1　粘连性中耳炎鼓膜象

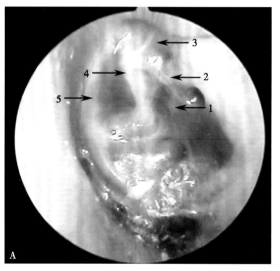
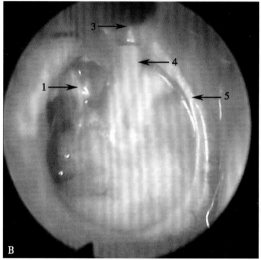

A. 左耳;B. 右耳。1.砧镫关节;2.鼓索;3.凹陷的上鼓室;4.锤骨柄及外侧突;5.纤维鼓环。

病例 1

【病史回顾】　患者中年男性,因双耳听力下降数年就诊,术前检查示双侧传导性听力损失,鼓室图为 B 型,右耳鼓膜与鼓岬粘连且上皮化,左耳鼓膜内陷与鼓岬粘连,选择左耳手术。

【病例要点】

· **影像学检查**:术前影像显示砧骨长脚及镫骨上结构缺失。

· **手术策略**:术中清理鼓室粘连组织后以软骨支撑修复鼓膜,以钛质 TORP 重建听骨链,并支撑软骨鼓膜,防止塌陷。

图 3-2-2　粘连性中耳炎影像学表现和术中所见

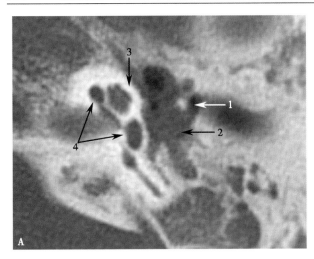 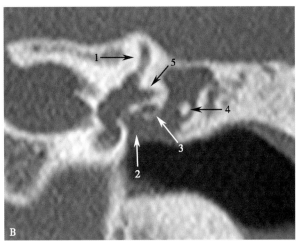

A. 轴位 HRCT 图像（左）：1. 残存的听小骨；2. 鼓室软组织密度影；3. 耳蜗顶转及中转；4. 耳蜗底转。B. 冠状位 HRCT 图像（左）：1. 前半规管；2. 前庭窗附近区域未见听小骨结构；3. 面神经管；4. 残存的听小骨；5. 外半规管。
常规 HRCT 显示中、上鼓室及乳突软组织密度影，可见残存听小骨但详细结构不清。

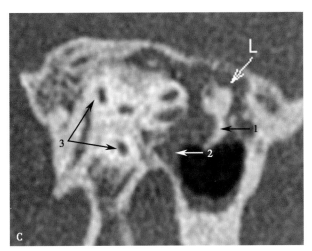 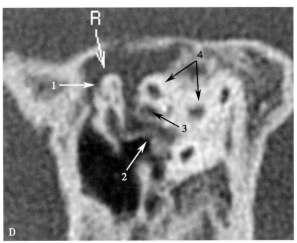

C. 锤砧骨 MPR 图像（左）：1. 锤骨柄；2. 前庭窗区域，未见镫骨上结构；3. 后半规管；L. 原图标识，指示左侧锤砧骨，图中显示砧骨长脚消失，上鼓室残余听小骨被包埋在软组织中。D. 锤砧骨 MPR 图像（右）：1. 锤砧关节；2. 镫骨上结构；3. 面神经及面神经管；4. 外半规管；R. 原图标识，指示右侧锤砧骨，图中显示镫骨上结构密度不均匀，与周边前庭窗组织界限不清，考虑有钙化。

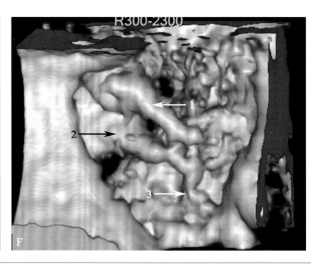

E. CTVR 三维图像(左)：1. 锤骨；2. 残余砧骨体,长短脚消失；3. 前庭窗区域,未见镫骨；4. 蜗窗龛。F. CTVR 三维图像(右)：1. 锤骨；2. 砧骨；3. 镫骨。

与右耳相比,左耳三维重建图像显示砧骨长脚缺失,镫骨上结构缺失。

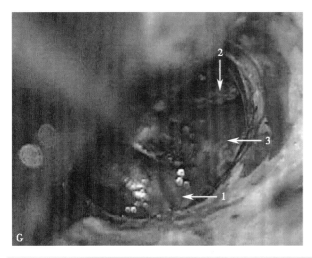
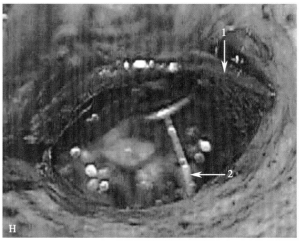

G. 术中清除病变实时图像(左)：1. 镫骨足板；2. 锤骨头；3. 面神经管术中见中上鼓室区域为纤维粘连组织和钙化组织,镫骨上结构和砧骨长脚缺失。H. 术中听力重建实时图像(左)：1. 软骨片；2. 钛质 TORP。

手术彻底清理鼓室内粘连组织及病变黏膜后以软骨支撑鼓膜,以钛质 TORP 重建听骨链,并支撑软骨鼓膜,防止塌陷。

病例 2

【病史回顾】 患者青年男性,双耳听力下降近 5 年。听力学检查示传导性听力损失,鼓室图为 B 型,术前检查双耳鼓膜内陷,手术行双侧咽鼓管球囊扩张,选择气导听阈下降严重侧(右侧)手术。

【病例要点】

· **影像学检查**：见鼓膜内陷,锤骨柄内移,镫骨上结构消失。

· **手术策略**：鼓室成形,以软骨片、TORP 支撑鼓膜,重建鼓室腔。

图 3-2-3　粘连性中耳炎影像学表现和术中所见

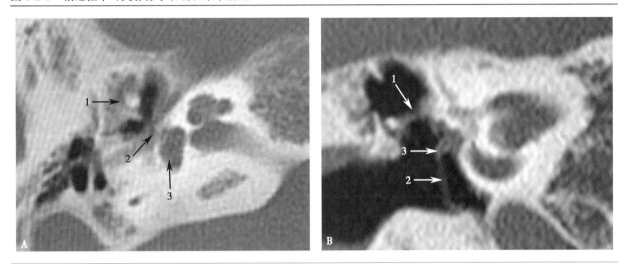

A. 轴位 HRCT 图像：1. 锤砧关节及周围的软组织；2. 面神经鼓室段后部，前庭窗上缘；3. 前庭池。B. 冠状位 HRCT 图像：1. 听小骨与半规管之间的粘连带；2. 内陷的鼓膜；3. 内陷的鼓膜与前庭窗区域粘连。

HRCT 显示乳突鼓窦气化，病变局限于中上鼓室之间，听小骨结构不清。

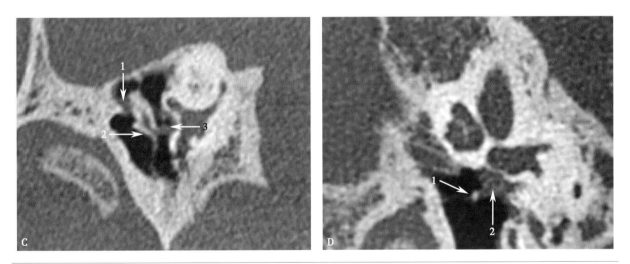

C. 锤砧骨 MPR 图像：1. 松弛部鼓膜内陷形成的胆脂瘤上皮；2. 锤骨柄明显向内移位，与砧骨长脚贴近；3. 镫骨上结构消失，仅有软组织密度影。D. 镫骨 MPR 图像：1. 砧骨长脚截面；2. 镫骨上结构消失，仅有软组织密度影。

MPR 图像显示鼓膜内陷，锤骨柄向内移位，与砧骨长脚靠近，镫骨上结构消失。

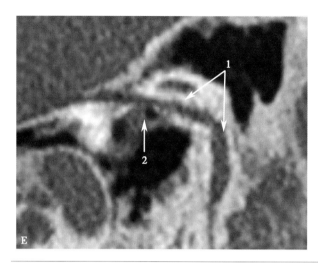

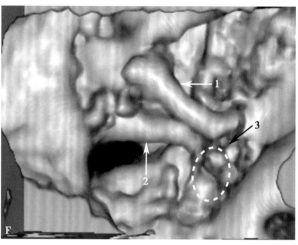

E. 面神经管 MPR 图像：1. 重建的面神经鼓室段、垂直段；2. 面神经管部分缺失。F. CTVR 三维图像：1. 锤骨；2. 砧骨长脚；3. 镫骨区域，显示镫骨上结构缺如。

图像滤除鼓膜，显示锤骨柄明显内移，与鼓岬和砧骨长脚远端贴靠，镫骨上结构缺失。

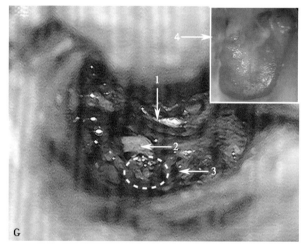

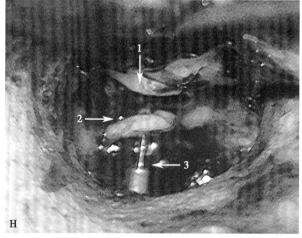

G. 术中暴露病变实时图像（右）：1. 锤骨；2. 砧骨长脚；3. 镫骨上结构缺如，代之以钙化纤维组织；4. 术前图，鼓膜整体内陷，松弛部内陷形成囊袋，术中证实为胆脂瘤。H. 术中鼓室重建实时图像（右）：1. 软骨片，修复和支撑鼓膜，防塌陷；2. TORP 上放置的软骨片；3. TORP 重建听骨链并支撑鼓膜。

此患者同时行咽鼓管球囊扩张术，联合软骨、TORP 对鼓膜的支撑，重建鼓室，预防术后鼓膜塌陷。

（赵鹏举　刘　阳）

第三节　慢性化脓性中耳炎

化脓性中耳炎分为急性化脓性中耳炎和慢性化脓性中耳炎,通常以病程 6 周为界。本节主要介绍慢性化脓性中耳炎,指细菌感染中耳乳突腔黏膜、骨膜、骨质引起的化脓性炎症。主要临床表现为长期间断性耳流脓,听力损失以传导性听力损失为主,鼓膜紧张部穿孔。其外科治疗目的是清除病灶和听力重建,根据我国《中耳炎临床分类和手术分型指南(2012)》,主要术式一大类是鼓室成形术(Ⅰ型、Ⅱ型、Ⅲ型),另一大类是中耳病变切除 + 鼓室成形术(完壁式、开放式乳突切开等)。CT 影像所提供的信息在外科策略和术式选择中则起到关键作用,HRCT 提供的乳突鼓窦病变决定是否切开乳突,同时可以获得重要结构如耳蜗、迷路、乙状窦、板障等重要结构信息,这是手术策略选择的问题。但涉及鼓室成形的听力重建方面,MPR 及 CTVR 图像则能够提供听小骨更为详细、准确的信息;同时,MPR 二维影像对面神经的全程显示更为直观。本文所选病例包括听骨链完整及缺损的鼓室成形影像学检查及手术策略、伴有乳突手术的鼓室成形影像学检查及手术策略。

图 3-3-1　慢性化脓性中耳炎鼓膜象

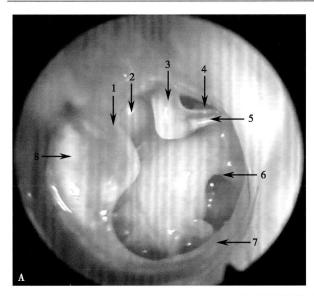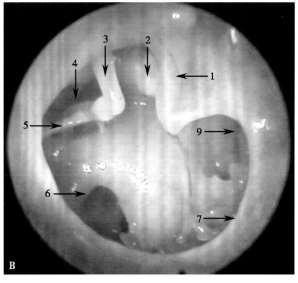

A. 左耳;B. 右耳。1. 锤骨柄;2. 匙突;3. 砧骨长脚;4. 镫骨后脚;5. 镫骨肌;6. 蜗窗龛;7. 残余鼓膜及纤维鼓环;8. 鼓膜钙化斑;9. 咽鼓管鼓室口。

病例 1

【病史回顾】　患者中年女性,因左耳渐进性听力下降十余年入院。入院检查左耳鼓膜紧张部大穿孔,鼓室黏膜正常。纯音听阈测试示传导性听力损失,平均骨 - 气导差为35dB。

【病例要点】

- **影像学检查**:显示乳突鼓室气化良好,听骨链中断。
- **手术策略**:鼓室成形,以自体听小骨塑性后重建听骨链。

图 3-3-2 慢性化脓性中耳炎影像学表现和术中所见

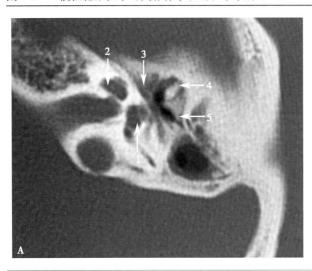

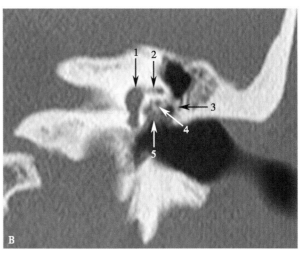

A. 轴位 HRCT 图像：1. 前庭池；2. 耳蜗；3. 面神经鼓室段；4. 锤骨头；5. 砧骨短脚，可见上鼓室内的锤砧关节、上鼓室、乳突腔增厚的黏膜，面神经鼓室段也可见增厚的黏膜包绕。B. 冠状位 HRCT 图像：1. 前庭池；2. 外半规管；3. 上鼓室内听小骨，结构分辨不清；4. 面神经鼓室段，位于外半规管下方，骨管被软组织包绕；5. 前庭窗区域，镫骨上结构不清。

常规 HRCT 可见上鼓室、鼓窦、乳突区黏膜增厚，为炎症表现，手术策略为鼓室成形术。

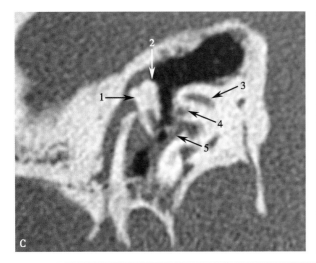

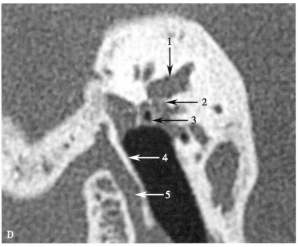

C. 锤砧骨 MPR 图像：1. 锤骨；2. 砧骨体；3. 外半规管；4. 面神经；5. 镫骨上结构，图中可见砧骨长脚缺损，前庭窗区域为软组织。D. 镫骨 MPR 图像：1. 前庭池；2. 镫骨足板；3. 镫骨上结构；4. 外耳道前壁；5. 颞下颌关节囊。可见镫骨上结构存在，但包埋在软组织中，镫骨足板密度低于周围骨组织密度，为软骨图像。

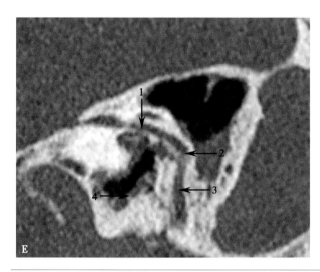
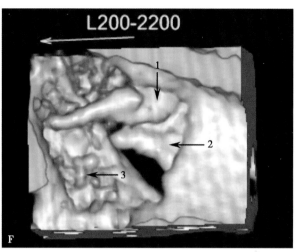

E. 面神经管 MPR 图像：1. 面神经鼓室段；2. 面神经锥段；3. 面神经垂直段；4. 鼓室黏膜。F. CTVR 三维图像：1. 锤骨头；2. 砧骨体；3. 被软组织覆盖的镫骨。

图中见面神经管完整，面神经管鼓室段表面覆盖软组织，鼓室黏膜增厚，提示炎症刺激。砧骨长脚缺失，镫骨上结构存在，被软组织包绕，为术中听力重建提供了直观影像学依据。

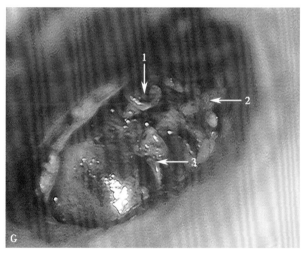
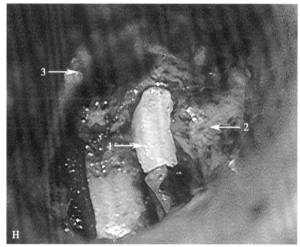

G. 术中暴露病变实时图像：1. 锤骨柄；2. 残存砧骨长脚；3. 镫骨。H. 重建听骨链后术中所见：1. 塑形的自体砧骨，连接锤骨柄和镫骨头；2. 面神经管；3. 翻起的外耳道皮肤 - 鼓膜瓣。

术中见砧骨长脚破坏，镫骨包埋于软组织中，清理病变后见镫骨上结构完整。因病变组织无胆脂瘤，故以砧骨体塑形后连接锤骨柄和镫骨小头，因锤骨柄和镫骨不在一个空间维度，故剪断鼓膜张肌腱，将锤骨柄向镫骨头方向牵拉，以保持连接的听小骨稳定。

病例 2

【病史回顾】 患者青年男性，因左耳反复间断流水、听力下降 2 年入院。入院检查见左耳鼓膜紧张部大穿孔，鼓室黏膜正常。纯音听阈测试示骨 - 气导差平均 20dB，鼓室图为 B 型。

【病例要点】

· **影像学检查**：提示中耳乳突病变，听骨链受损。

· **手术策略**：完璧式乳突鼓室成形手术 + PORP 重建听骨链。

图 3-3-3 慢性化脓性中耳炎影像学表现和术中所见

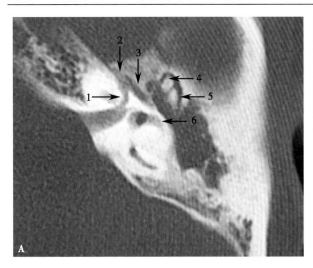 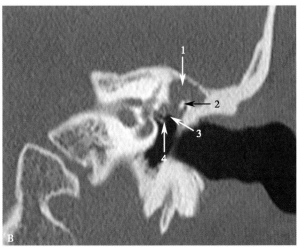

A. 轴位 HRCT 图像：1. 面神经迷路段；2. 面神经膝神经节段；3. 面神经鼓室段；4. 锤骨头；5. 砧骨体，可见上鼓室内的锤砧关节，上鼓室、乳突腔病变组织表现为密度增高影，面神经管鼓室段完整；6. 外半规管。B. 冠状位 HRCT 图像：1. 上鼓室内病变软组织影；2. 上鼓室内砧骨体；3. 面神经鼓室段，位于外半规管下方，骨管被软组织包绕；4. 前庭窗区域，可见模糊的镫骨上结构。

常规 HRCT 可见上鼓室、鼓窦、乳突区为炎症表现，手术策略为完璧式乳突鼓室成形术。

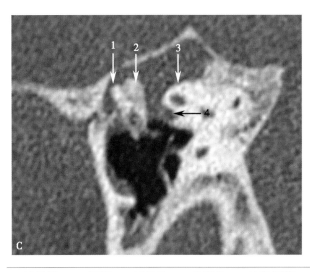 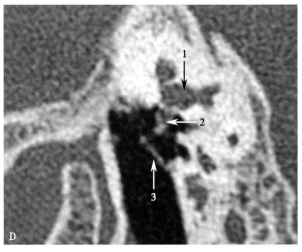

C. 锤砧骨 MPR 图像：1. 锤骨头；2. 砧骨体；3. 外半规管；4. 面神经管。D. 镫骨 MPR 图像：1. 前庭池；2. 镫骨上结构；3. 鼓膜。

图中可见砧镫关节连接不良，镫骨上结构存在，镫骨前庭窗区域未见病变组织。

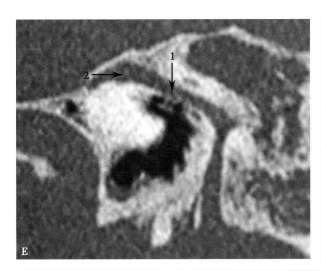

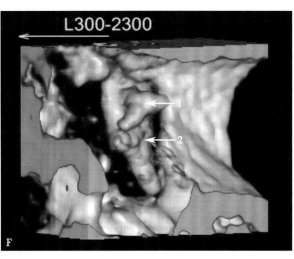

E. 面神经管 MPR 图像：1. 面神经鼓室段，骨管存在但表面可见不均匀密度组织，为钙化斑；2. 面神经膨大的膝神经节，见面神经管完整，面神经管鼓室段表面覆盖钙化组织。F. CTVR 三维图像（由鼓岬向耳道后上方向观察，与常规手术显示图像相反）：1. 砧骨，长脚与镫骨无连接；2. 锤骨。

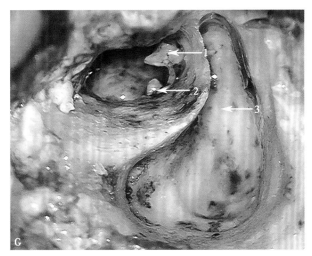

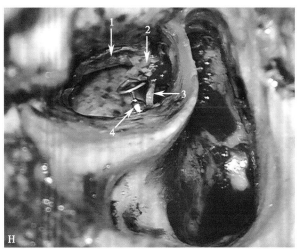

G. 术中实时图像：1. 锤骨柄；2. 镫骨头；3. 外半规管骨管。H. 术中听力重建实时图像：1. 修补鼓膜穿孔的颞肌筋膜；2. 保留的锤骨柄；3. 鼓索；4. 钛质 PORP，连接镫骨头和锤骨柄，PORP 顶盘和鼓膜间放置薄层软骨片。

术中见砧骨长脚破坏，去除残余砧骨，见镫骨上结构完整。乳突为硬化型，清理乳突、鼓窦和上鼓室病变，保持外耳道后壁、上鼓室外侧壁完整。

病例 3

【病史回顾】 患者中年女性,因右耳反复间断流水 1 年、干耳 2 周后入院。入院检查见鼓膜紧张部穿孔,鼓室黏膜水肿,鼓膜增厚。纯音听阈测试示平均骨 - 气导差为 15dB。

【病例要点】

- **影像学检查**:提示中耳乳突病变,听骨链正常。
- **手术策略**:鼓室成形术,鼓膜修补,鼓窦乳突见黏性分泌物,乳突不予切开。

图 3-3-4 慢性化脓性中耳炎影像学表现和术中所见

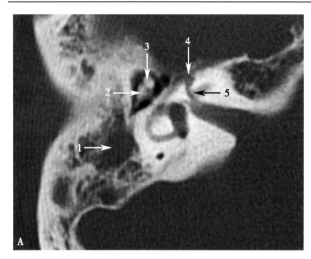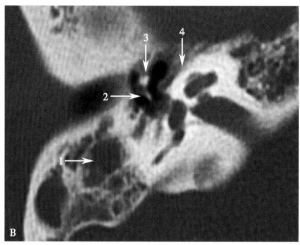

A. 轴位 HRCT 图像:1. 乳突气房,气房内为密度增高影;2. 砧骨体;3. 锤骨头;4. 面神经膝神经节;5. 面神经迷路段。
B. 轴位 HRCT 图像(图 A 下一层面):1. 乳突气房;2. 上鼓室内砧骨体;3. 锤骨头;4. 面神经鼓室段,可见上鼓室内的锤砧关节,上鼓室黏膜增厚、乳突腔病变组织表现为密度增高影,面神经管鼓室段完整。

常规 HRCT 可见上鼓室、鼓窦、乳突区为炎症表现,手术策略为鼓室成形术,乳突是否开放根据术中情况而定。

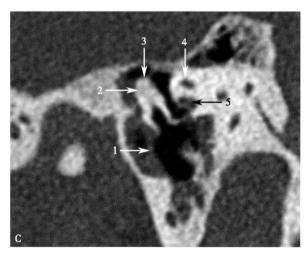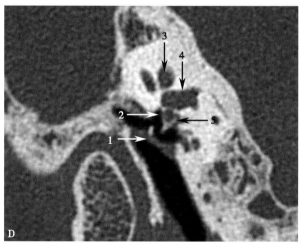

C. 锤砧骨 MPR 图像:1. 因炎性病变增厚的鼓膜;2. 锤骨头;3. 砧骨体;4. 外半规管;5. 面神经管,图中可见锤骨外侧增厚的黏膜组织。D. 镫骨 MPR 图像:1. 增厚的鼓膜;2. 镫骨前脚;3. 耳蜗;4. 前庭池;5. 镫骨后脚,见镫骨上结构存在,镫骨前、后脚之间为炎性组织。

MPR 图像可见听骨链完整。

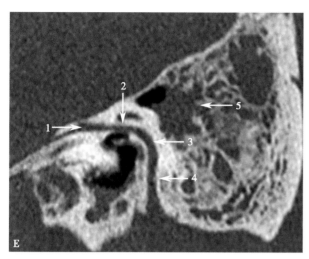

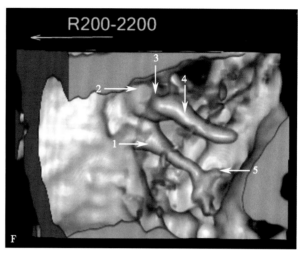

E. 面神经管 MPR 图像（显示面神经全程）：1. 面神经膝神经节段；2. 面神经鼓室段，骨管存在，图中显示骨管较薄；3. 面神经锥段；4. 面神经乳突段，骨管显示良好；5. 乳突气房内软组织。F. CTVR 三维图像：1. 砧骨，砧骨长脚与镫骨连接良好；2. 锤骨头；3. 锤骨颈；4. 锤骨柄；5. 镫骨前脚。

CTVR 三维图像显示听骨链连接良好，鼓室未见软组织。

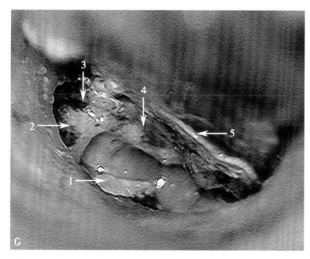

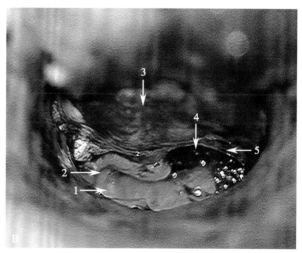

G. 术中实时图像：1. 砧骨长脚；2. 锤骨头；3. 锤骨颈；4. 锤骨柄；5. 向前翻转的纤维鼓环。H. 术中听力重建实时图像：1. 面神经管鼓室段，骨质完整；2. 匙突；3. 翻起的外耳道皮肤 - 鼓膜瓣；4. 咽鼓管鼓室口，口内为黏性分泌物，予吸出；5. 颞肌筋膜。

术中见听小骨连接良好，上鼓室内为黏性组织，冲洗吸出后上鼓室与鼓窦通畅，故乳突鼓窦未予切开，内置法修补鼓膜。

病例 4

【病史回顾】 患者青年男性，因右耳听力下降十余年入院。入院检查右耳鼓膜紧张部大穿孔，鼓膜钙化斑，鼓室黏膜正常。纯音听阈测试示传导性听力损失，鼓室图为 B 型，盖莱试验阴性。

【病例要点】

- **影像学检查：**提示听骨链周围硬化灶
- **手术策略：**鼓室成形术，清除钙化灶。

图 3-3-5 慢性化脓性中耳炎、鼓室硬化症影像学表现和术中所见

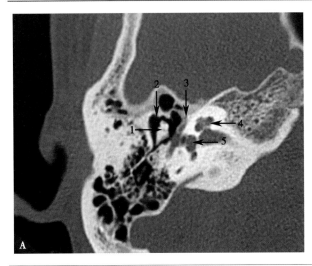
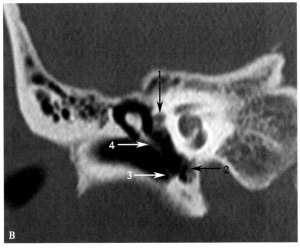

A. 轴位 HRCT 图像：1. 锤砧关节；2. 上鼓室；3. 面神经鼓室段；4. 耳蜗底转；5. 前庭。B. 冠状位 HRCT 图像：1. 面神经；2. 颈静脉球穹隆骨质表面的密度增高影；3. 鼓膜紧张部下方密度增高影，考虑钙化灶；4. 锤骨柄。

A 图可见上鼓室内的锤砧关节、锤骨头、砧骨体、位于砧骨窝内的砧骨短脚、面神经管鼓室段完整，上鼓室内为正常气化空间，未见病变。B 图可见上鼓室、鼓窦、乳突区正常表现，但听小骨详细结构不清楚，手术策略为鼓室成形术。

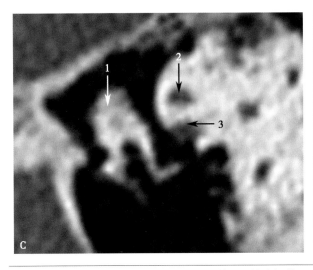
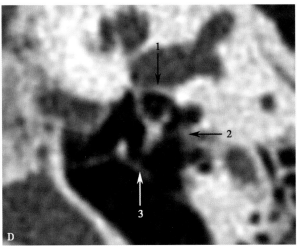

C. 锤砧骨 MPR 图像：1. 锤骨头及锤砧关节；2. 外半规管；3. 面神经管。D. 镫骨 MPR 图像：1. 镫骨足板，密度较高，考虑钙化；2. 镫骨后脚与面神经管之间的密度增高影，为钙化灶；3. 鼓膜，密度不均匀，钙化。

MPR 见上鼓室内气化良好，镫骨上结构存在，鼓膜镫骨后方可见钙化灶。

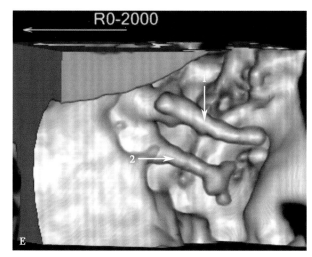
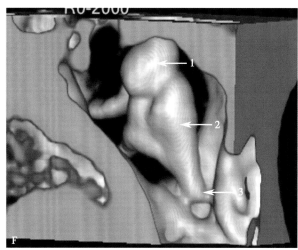

E. CTVR 三维图像（遵循外科医师手术入路方向，由外耳道侧面向鼓岬方向观察）：1. 锤骨柄；2. 砧骨长脚，图中镫骨前后脚没有显示是因为重建后观察角度问题。F. CTVR 三维图像（由上鼓室向中鼓室锤骨柄方向观察）：1. 锤骨头；2. 砧骨体；3. 砧骨短脚。

三维影像见听骨链完整，手术策略为鼓膜修复，钙化灶清除。

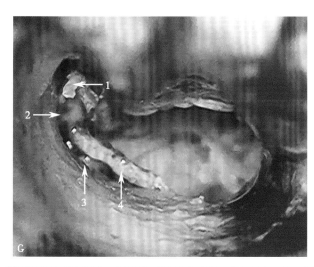
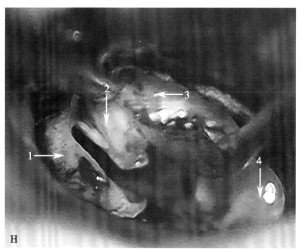

G. 术中实时影像：1. 上鼓室内钙化灶；2. 锤骨头；3. 砧骨长脚；4. 鼓索。H. 术中实时图像：1. 锤骨柄，与鼓膜已分离；2. 鼓膜内钙化灶，位于鼓膜纤维层内，予以清除；3. 鼓膜前边缘，清除钙化灶后保留的上皮层；4. 下鼓室内钙化灶，未予处理。

术中见鼓室黏膜良好，钙化灶位于听小骨周围和鼓膜内，清除后内置法修补鼓膜穿孔。

病例 5

【病史回顾】 患者中年男性,因左耳不适伴听力下降十余年入院。入院检查左侧鼓膜紧张部穿孔,鼓膜、鼓岬、锤骨柄周围可见钙化斑。纯音听阈测试示平均骨-气导差为30dB。

【病例要点】

- **影像学检查**:提示乳突内密度增高影,听骨链、鼓室内钙化影。
- **手术策略**:完璧式乳突切开鼓室成形术,清理钙化灶,保持听骨链完整。

图 3-3-6 慢性化脓性中耳炎、鼓室硬化症影像学表现和术中所见

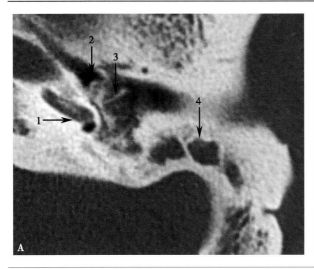
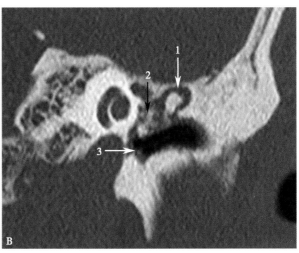

A. 轴位 HRCT 图像:1. 耳蜗底转;2. 咽鼓管鼓室口;3. 鼓室内钙化组织及低密度影;4. 乳突内低密度影。B. 冠状位 HRCT 图像:1. 锤骨头;2. 中、上鼓室内病变(软组织影中混杂高密度影);3. 残余鼓膜边缘。

HRCT 片可见乳突气化不好,其内为均一低密度影充填,中、上鼓室内可见软组织影中混杂高密度影,且高密度影以听骨链为中心发生,结合查体诊断为慢性化脓性中耳炎伴鼓室硬化。手术策略为完璧式乳突切开鼓室成形术。

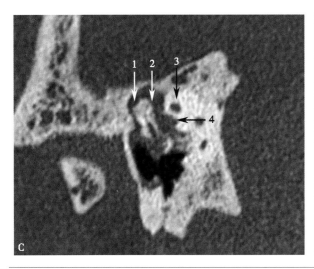
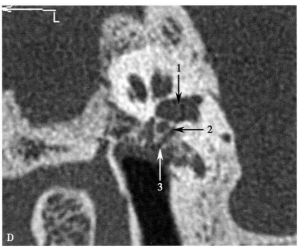

C. 锤砧骨 MPR 图像:1. 锤骨头;2. 砧骨体;3. 外半规管;4. 面神经管,图中可见锤骨、砧骨轮廓基本完整,但是周边大量异常密度影充填。D. 镫骨 MPR 图像:1. 前庭池;2 镫骨上结构;3. 镫骨周边的钙化斑及低密度影。可见镫骨上结构存在,被不均匀密度组织包裹,镫骨前庭窗区域亦可见病变组织;L. 原图标识。

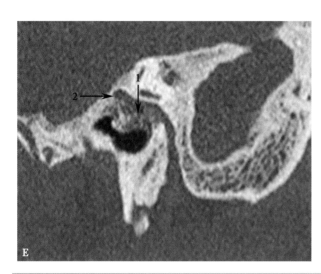

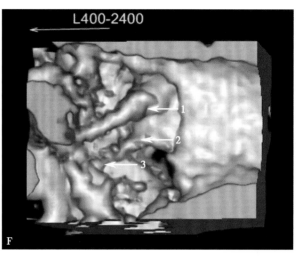

E. 面神经管 MPR 图像（显示面神经全程）：1. 面神经鼓室段，骨管完整，并与鼓室不均匀密度组织界限不清；2. 面神经膨大的膝神经节，为正常结构。F. CTVR 三维图像（由外耳道向内下向鼓岬方向观察，与常规手术显示图像相同）：1. 锤骨；2. 砧骨；3. 镫骨上结构。

听骨链结构存在，连接尚可，但周边大量软组织及钙化组织覆盖，活动度不佳。

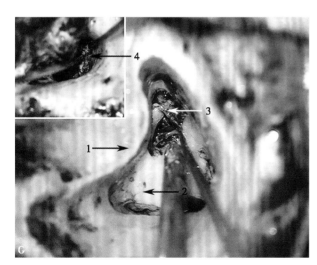

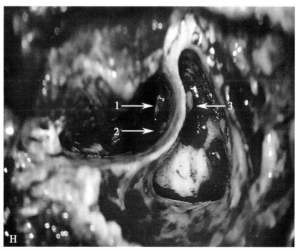

G. 术中实时影像：1. 完整的外耳道后壁；2. 开放的乳突腔；3. 砧骨周边钙化斑；4. 小图，位于后、上鼓室钙化灶，完全包裹听骨链和面神经管，予以彻底清除。H. 术中实时图像：1. 锤骨柄；2. 砧骨长脚；3. 砧骨体。

清理完毕后见听骨链连接好，活动度恢复，手术内置法修补鼓膜，保持乳突—鼓窦—上鼓室—中鼓室—咽鼓管充分引流通气。

病例6

【病史回顾】 患者中年男性,因右耳听力下降2年入院。入院检查示:右侧外耳道弯曲,外耳道后壁向前隆起,鼓膜紧张部穿孔,平均骨 - 气导差15dB。

【病例要点】

- **影像学检查:**提示耳道后壁隆起,乳突鼓窦含气腔正常,颈静脉球高位,听骨链完整。

- **手术策略:**外耳道成形 + 鼓室成形术。

图 3-3-7 慢性中耳炎、外耳道畸形影像学表现和术中所见

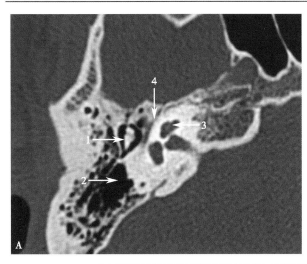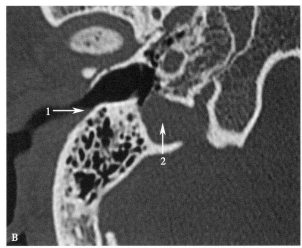

A. 轴位 HRCT 图像:1. 锤砧关节的冰激凌结构;2. 乳突气房及鼓窦;3. 耳蜗;4. 面神经水平段。B. 轴位 HRCT 图像:1. 外耳道畸形,略狭窄,外耳道后壁向前突起,外耳道向上弯曲;2. 高位颈静脉球,穹隆部骨质菲薄,术中注意分离鼓膜后下纤维鼓环时勿损伤。

HRCT 图像可见乳突气化良好,乳突、鼓窦、上鼓室内均含气良好,未见异常。

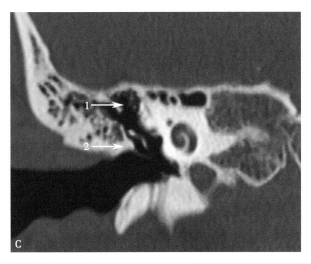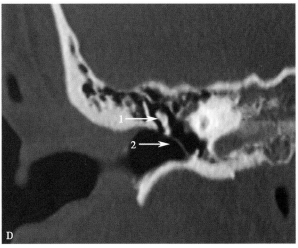

C. 冠状位 HRCT 图像:1. 上鼓室;2. 上鼓室外侧壁,鼓室盾板。D. 冠状位 HRCT 图像:1. 锤砧关节及锤骨,锤骨柄前端包裹在鼓膜中;2. 鼓膜。

冠状位 HRCT 图像可见上鼓室、中鼓室气化良好,无病变,上鼓室外侧壁盾板结构清晰。

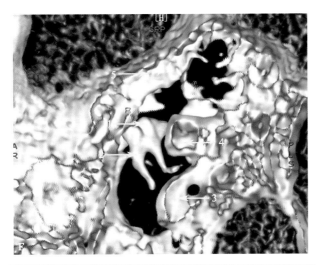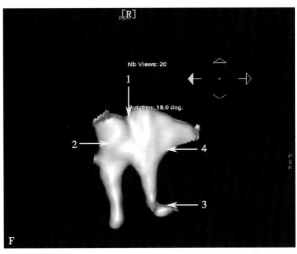

E. 鼓室锤砧骨 CTVR 三维图像（观察角度类似冠状位锤砧骨平面）：1. 砧骨；2. 锤骨；3. 鼓岬；4. 外半规管；5. 上鼓室盖，颅中窝底。F. 锤砧骨 CTVR 三维图像：1. 锤砧关节；2. 锤骨；3. 砧镫关节；4. 砧骨。

听骨链三维影像提示听小骨来连接良好、完整。

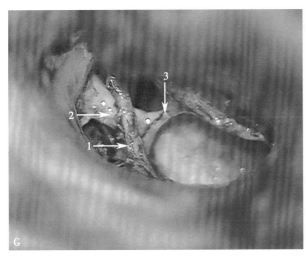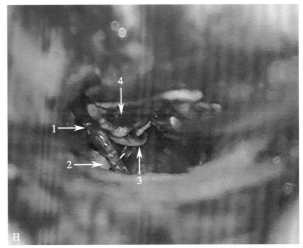

G. 术中实时影像：1. 鼓索；2. 砧骨长脚；3. 砧镫关节与鼓膜之间的炎性粘连带。H. 术中实时图像：1. 鼓索；2. 砧骨长脚；3. 锤骨柄；4. 移植筋膜。

术中见听骨链完整，修正外耳道狭窄处，扩大外耳道，将颞肌筋膜铺放于锤骨柄与残余鼓膜及纤维鼓环内侧，完成内置法鼓膜成形术。

（刘　阳　赵丹珩　王　豪　鄢慧琴）

第四节　中耳胆脂瘤

中耳胆脂瘤是以角质化鳞状上皮在中耳乳突腔堆积生长、从而造成传音结构和邻近骨质吸收破坏的一种疾病,临床主要以长期耳流脓、鼓膜穿孔、听力下降为主要特点。其生成的病理机制包括袋状内陷学说(图 3-4-1)、上皮移行学说、基底细胞增生学说和上皮化生学说。其外科手术目的是清除病变防止并发症,并进行传导性听功能重建。轴位和冠状位 HRCT 可以明确病变的具体范围和判断邻近重要结构是否受到侵犯,从而制订手术策略,如鼓室病灶清除成形手术、乳突病灶清除手术、乳突鼓室病灶清除成形术(完壁式或开放式)等;MPR 图像则在显示听骨链、前庭窗区域、面神经方面能够提供更为详尽的信息;CTVR 图像则通过三维显示和阈值滤过技术在术前即可获得听骨链的直观视觉图像,从而为中耳胆脂瘤的听骨链重建技术提供可靠依据。本节所选典型病例包括胆脂瘤位于中后鼓室、上鼓室、鼓窦、乳突腔等不同部位的病例,以及胆脂瘤复发行再次手术的病例,根据影像信息选择不同的手术策略。

图 3-4-1　胆脂瘤形成模式图(袋状内陷学说)

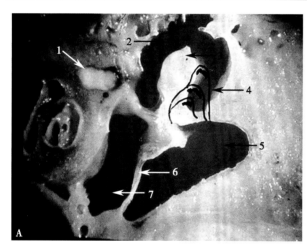
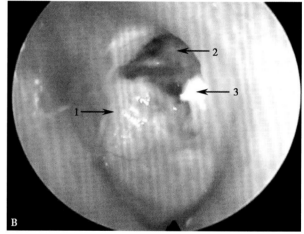

A. 病理切片(鼓室侧面观,相当于冠状位 HRCT 上鼓室锤骨头平面):1. 面神经迷路段;2. 上鼓室;3. 锤骨头;4. 松弛部内陷袋胆脂瘤形成;5. 外耳道;6. 鼓膜紧张部;7. 中鼓室。B. 耳内镜鼓膜正面观图像:1. 鼓膜紧张部,增厚浑浊;2. 松弛部鼓膜内陷进入上鼓室;3. 内陷进入上鼓室的胆脂瘤。

由于咽鼓管功能不良,中上鼓室长期处于负压状态,鼓膜松弛部因无纤维层相对松弛薄弱,被吸入内陷入上鼓室,其上皮组织脱落代谢在上鼓室内形成团块,进而向鼓窦乳突方向发展,这是临床中耳胆脂瘤形成、发展的主要途径。

病例 1

【病史回顾】　患者青年男性,因间断耳流脓、听力下降 3 年余入院。入院检查鼓膜紧张部隆起,后上鼓室松弛部胆脂瘤痂皮,纯音听阈测试示骨 - 气导差为 15dB,鼓室图为 B 型。

【病例要点】

- **影像学检查**:提示胆脂瘤位于中后鼓室,砧骨长脚破坏。
- **手术策略**:鼓室成形术,以 PORP 重建听骨链。

图 3-4-2 中耳胆脂瘤影像学表现和术中所见

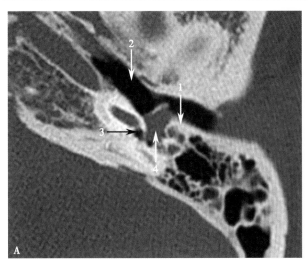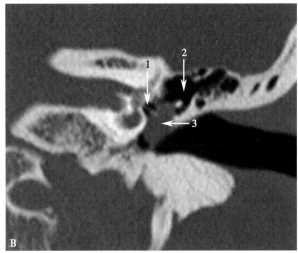

A. 轴位 HRCT 图像：1. 外耳道后壁；2. 咽鼓管口；3. 圆窗龛；4. 后鼓室胆脂瘤。B. 冠状位 HRCT 图像：1. 镫骨上结构；2. 上鼓室；3. 中后鼓室胆脂瘤。

常规 HRCT 显示该患者病变局限于中、后鼓室，乳突、上鼓室含气良好，咽鼓管口通畅，面神经管垂直段完整，病变包绕以砧骨长脚为中心的听骨链周边，镫骨上结构轮廓存在，砧骨具体细节显示不清，需结合 MPR 影像图片。

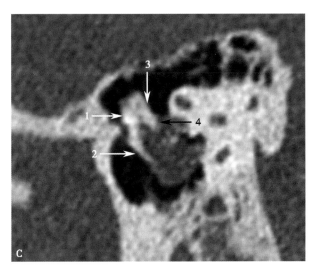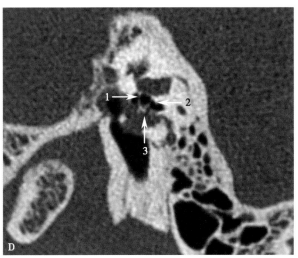

C. 锤砧骨 MPR 图像：1. 锤骨头；2. 锤骨柄；3. 砧骨体；4. 砧骨长脚（不完整），这一重建层面主要显示锤砧骨，可见后鼓室内低密度影充填，锤骨完整，砧骨体完好，砧骨长脚远端消失。D. 镫骨 MPR 图像：1. 镫骨前脚；2. 镫骨后脚；3. 镫骨头，可见镫骨周边及闭孔内含气尚好，未被病变侵蚀，镫骨结构完整。

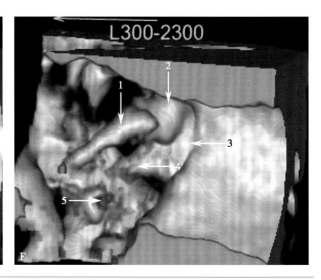

E ~ F. 显示听骨链全貌的 CTVR 同一区域三维图像

E. 滤除胆脂瘤组织：1. 锤骨柄；2. 锤骨头；3. 砧骨体；4. 镫骨上结构，砧骨长脚及镫骨区域红色点片状影为胆脂瘤软组织。F. 滤除胆脂瘤组织，显示听骨链全貌：1. 锤骨柄；2. 锤骨头；3. 砧骨体；4. 砧骨长脚；5. 镫骨上结构。

F 图滤除了 E 图中位于后鼓室内的红色异常胆脂瘤软组织影，着重显露被病变包绕的砧骨，可见砧骨长脚远端被吸收、破坏，听骨链不连续，实现了术前对听骨链状态的精确诊断。

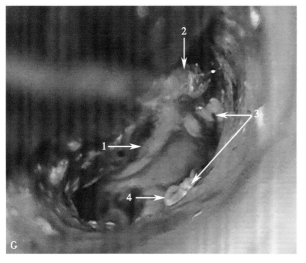
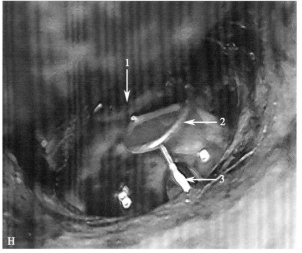

G. 术中暴露病变实时图像：1. 锤骨柄；2. 锤骨头；3. 胆脂瘤，位于砧骨体表面；4. 镫骨头。H. 术中听力重建实时图像：1. 锤骨柄；2. PORP 顶盘；3. 钛听小骨杯套。

术前明确乳突、鼓窦、上鼓室内无病变，故未开放乳突，仅扩大外耳道后上壁，清理中后鼓室内胆脂瘤组织，见砧骨长脚部分缺失（与术前影像完全符合），遂去除残余砧骨，剪断锤骨颈，去除锤骨头，取合适长度 PORP 置于镫骨头与锤骨柄之间，重建听骨链。

病例 2

【病史回顾】 患者中年女性，因间断性右耳流脓、听力下降十余年入院。入院检查鼓膜紧张部完整、内陷，松弛部凹陷、肉芽、胆脂瘤痂皮。纯音听阈测试示骨 - 气导差为 30dB。

【病例要点】

- **影像学检查**：提示胆脂瘤位于上鼓室，砧镫关节破坏。

- **手术策略**：行上鼓室切开重建术，去除砧骨，钛质 TORP 重建听骨链，软骨重建上鼓室外侧壁。

图 3-4-3　中耳胆脂瘤影像学表现和术中所见

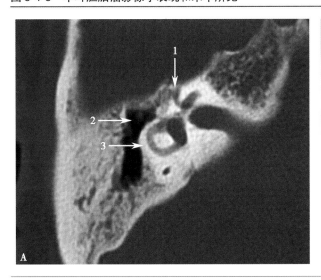
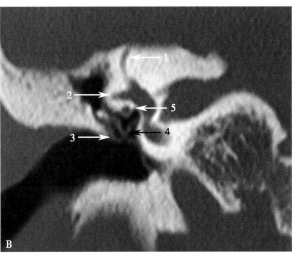

A. 轴位 HRCT 图像：1. 上鼓室前隐窝，膝神经节表面，松质骨组织；2. 上鼓室，轴位可见上鼓室、鼓窦、乳突腔含气空间，无病变；3. 外半规管。B. 冠状位 HRCT 图像：1. 前半规管；2. 外半规管；3. 锤骨头下方、上鼓室外侧壁盾板之间的胆脂瘤软组织影，病变局限易于忽视；4. 镫骨上结构；5. 面神经管，位于外半规管下方的正常位置。

常规 HRCT 图像显示该患者病变位于上鼓室外侧壁盾板内侧，提示上鼓室胆脂瘤，听小骨详细结构不清。

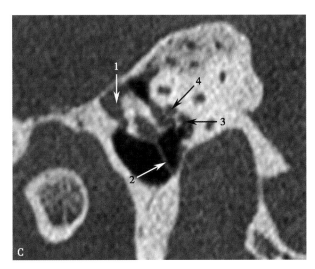
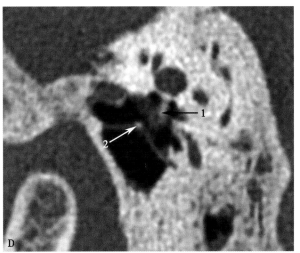

C. 锤砧骨 MPR 图像：1. 锤骨头与上鼓室外侧壁之间胆脂瘤软组织影；2. 鼓膜；3. 镫骨，被不均匀密度软组织及钙化组织包埋；4. 面神经管完整，位于外半规管下方。D. 镫骨 MPR 图像：1. 镫骨结构不完整，周围被不均匀密度软组织及钙化组织包埋；2. 锤骨柄，位于鼓膜内。

MPR 层面主要显示上鼓室及锤砧骨，可见上鼓室听小骨外侧及锤、砧骨之间的低密度影，锤、砧骨轮廓存在，镫骨结构不完整，周围被不均匀密度软组织及钙化组织包埋。

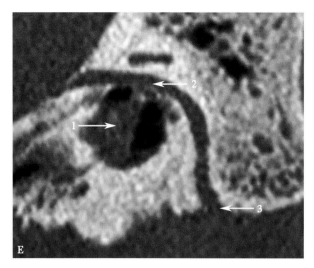 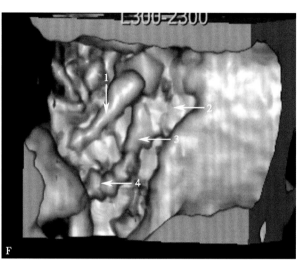

E. 面神经管 MPR 图像：1. 上鼓室内局限性胆脂瘤软组织；2. 面神经鼓室段，表面骨质菲薄，与鼓室胆脂瘤软组织相连；3. 面神经茎乳孔段。F. CTVR 三维图像（显示听骨链全貌）：1. 锤骨柄；2. 砧骨体；3. 砧骨长脚；4. 镫骨上结构，可见镫骨结构完整。

三维图像可见镫骨上结构不清、不完整。

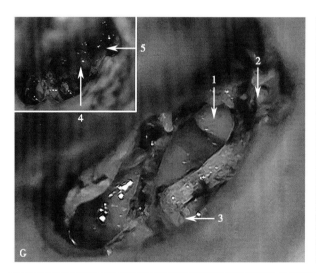 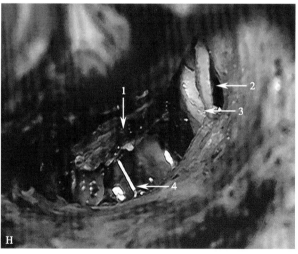

G. 术中暴露鼓室实时图像（耳后切口进入鼓室，切除上鼓室外侧壁）：1. 匙突，其后方为面神经管；2. 上鼓室内胆脂瘤，包绕锤砧关节及砧骨体；3. 砧镫关节，术中见镫骨上结构不完整；4. 去除不完整的镫骨上结构后暴露的正常镫骨足板；5. 去除被胆脂瘤包绕的砧骨体后暴露面神经管。H. 术中听力重建实时图像：1. 颞肌筋膜，修复鼓膜松弛部并加强紧张部；2. 被封闭的上鼓室空间；3. 软骨，重建上鼓室外侧壁，软骨下方与面神经管之间留有间隙，以保证乳突 - 鼓窦 - 上鼓室和鼓室之间的通气引流；4. 钛质 TORP。

病例 3

【病史回顾】　患者中年女性,因右耳听力下降伴耳流脓数年入院。入院检查鼓膜紧张部内陷,松弛部见胆脂瘤肉芽形成。纯音听阈测试示传导性听力损失,骨 - 气导差为 20dB。

【病例要点】

- **影像学检查:** 提示胆脂瘤位于上鼓室,砧镫关节离断。

- **手术策略:** 行上鼓室切开,PORP 重建听骨链,软骨封闭上鼓室。

图 3-4-4　中耳胆脂瘤影像学表现和术中所见

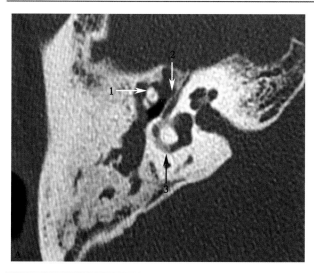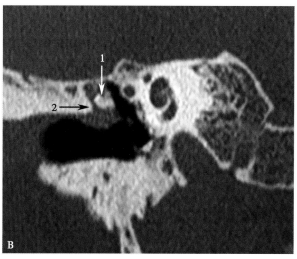

A. 轴位 HRCT 图像:1. 锤骨头;2. 面神经鼓室段;3. 外半规管,显示该患者上鼓室、鼓窦内低密度影充填,包绕锤砧关节,面神经鼓室段骨管完整,病变未侵犯外半规管骨质。B. 冠状位 HRCT 图像:1. 锤骨头;2. 上鼓室外侧壁盾板。

HRCT 显示该患者病变位于上鼓室,中鼓室未受累,上鼓室外侧壁盾板变钝,提示上鼓室病变(胆脂瘤),乳突腔内软组织是否为胆脂瘤以 CT 无法分辨,应以 MRI 鉴别,术中证实为纤维钙化组织。

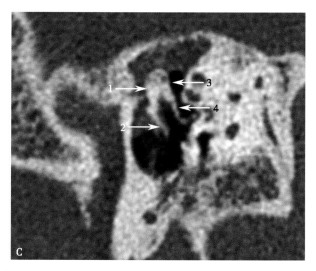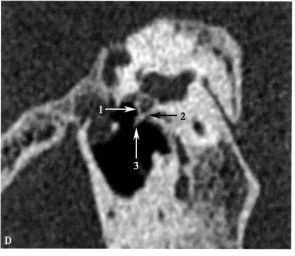

C. 锤砧骨 MPR 图像:1. 锤骨头;2. 锤骨柄;3. 砧骨体;4. 砧骨长脚,这重建图像主要显示上鼓室及锤砧骨,可见上鼓室内低密度影充填,锤骨、砧骨轮廓存在、基本完整,周边低密度影充填。D. 镫骨 MPR 图像:1. 镫骨前脚;2. 镫骨后脚;3. 镫骨头,可见镫骨周边含气尚可,病变未侵蚀,镫骨结构完整,但镫骨前、后脚之间有少许低密度影。

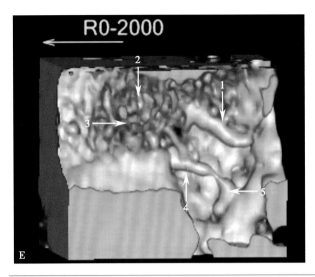
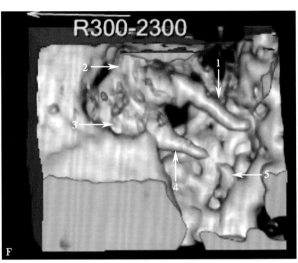

E~F. 显示听骨链全貌的 CTVR 同一区域三维图像

E. 显示听骨链及包绕上鼓室内听小骨的胆脂瘤；1. 锤骨柄；2. 锤骨头表面胆脂瘤；3. 砧骨体表面胆脂瘤；4. 砧骨长脚；5. 镫骨上结构。F. 滤除图 E 中位于上鼓室内的红色异常胆脂瘤软组织影，显露被病变包绕的听小骨：1. 锤骨柄；2. 锤骨头；3. 砧骨体；4. 砧骨长脚；5. 镫骨上结构。

图 3-4-4E 中砧骨豆状突与镫骨头之间显示细小的软组织连接，滤除此处软组织后显示砧骨远端破坏，砧镫关节离断。

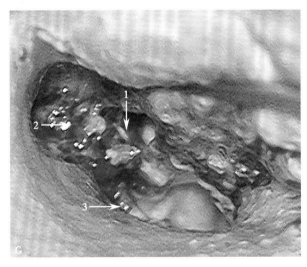
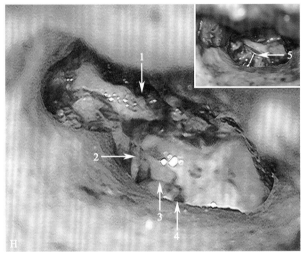

G. 术中暴露病变实时图像：1. 被胆脂瘤包绕的锤骨柄；2. 包绕锤砧关节的胆脂瘤及钙化斑；3. 鼓索。H. 术中清理病变后重建听力实时图像：1. 锤骨柄；2. 鼓索；3. 砧骨长脚；4. 镫骨；5. 钛质 PORP。

上鼓室病变为胆脂瘤及钙化斑，清理后见锤砧关节固定，砧镫关节离断，破坏砧骨长脚远端骨质，遂去除砧骨及锤骨头，取合适长度 PORP 置于镫骨头与锤骨柄之间，重建听骨链。术中见鼓窦内亦为钙化组织，无胆脂瘤，判断术前 HRCT 乳突内密度增高影为钙化纤维组织，故未开放乳突，术中以软骨填充封闭上鼓室，防止上鼓室内陷袋再次形成。

病例 4

【病史回顾】 患者青年男性，因左耳间断流脓、听力下降数年入院。入院检查鼓膜紧张部内陷增厚，松弛部凹陷，见胆脂瘤组织，传导性听力损失。

【病例要点】

- **影像学检查**：提示胆脂瘤病变位于中耳乳突腔，砧骨破坏。
- **手术策略**：完壁式乳突切开 + 上鼓室切除封闭 + 钛质 PORP 重建听骨链。

图 3-4-5 中耳胆脂瘤影像学表现和术中所见

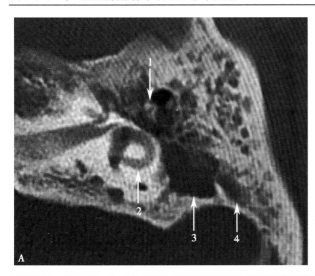
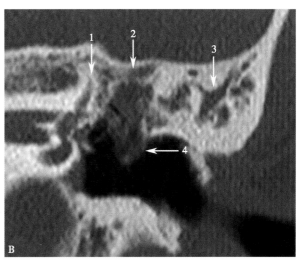

A. 轴位 HRCT 图像：1. 包埋于上鼓室内的锤砧关节；2. 外半规管；3. 鼓窦；4. 乳突气房。B. 冠状位 HRCT 图像：1. 前半规管；2. 鼓室盖；3. 上鼓室外侧（外耳道上壁）气房；4. 上鼓室外侧壁（盾板）。

常规 HRCT 提示该患者乳突气化不良，病变累及上鼓室、鼓窦乳突腔，破坏上鼓室盾板，提示松弛部胆脂瘤形成，听小骨结构不清晰，面神经显示不清，但病变未侵犯外半规管、上鼓室盖等骨质。

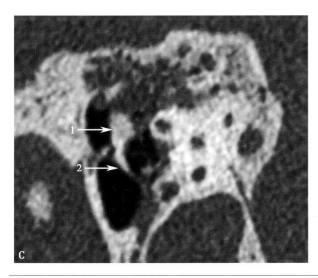
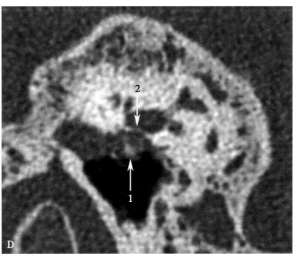

C. 锤砧骨 MPR 图像：1. 锤骨头；2. 锤骨柄，可见锤骨整体形态尚可，但锤骨头结构不规则，可疑与部分砧骨体融合，周边低密度影充填，砧骨体、砧骨长脚未见显示。D. 镫骨 MPR 图像：1. 镫骨头；2. 镫骨足板，见镫骨周边包绕低密度影，结构不清晰，仅见镫骨轮廓，纤细的镫骨前后脚显示不清，提示可能有病变侵蚀。

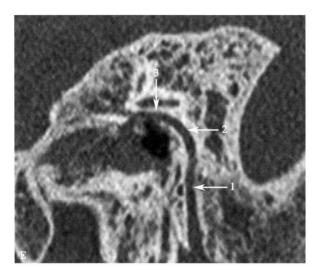
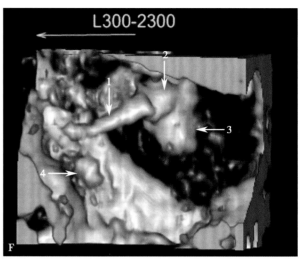

E. 面神经管 MPR 图像：1. 面神经管垂直段；2. 面神经管锥曲段；3. 面神经管鼓室段，重建图像提示面神经全程包绕在其骨管当中，鼓室段与鼓室内病变接触处可见部分骨管缺失。F. CTVR 三维图像：1. 锤骨柄；2. 锤骨头；3. 砧骨体；4. 镫骨上结构。

三维重建图像提示锤骨结构完整，砧骨仅残余部分砧骨体，砧骨长脚缺失，镫骨上结构可显示。

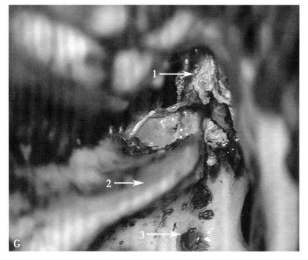
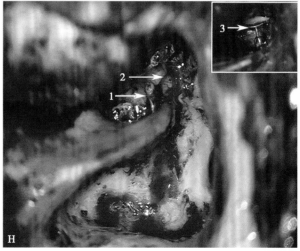

G. 术中暴露病变实时图像：1. 上鼓室胆脂瘤内陷袋；2. 外耳道后壁；3. 切开的乳突腔。H. 术中清理病变后实时图像：1. 镫骨头；2. 裸露的面神经鼓室段；3. 钛质 PORP。

该病例胆脂瘤病变范围累及上鼓室、鼓窦及乳突腔，术式选择为完壁式乳突切开术、上鼓室切除封闭术、人工听小骨植入术。术中保留骨性外耳道后壁以确保术后外耳道形态完整。上鼓室切除的目的是充分暴露该区域，以保证彻底清除病变，术后再以软骨封闭上鼓室，目的是防止内陷袋再次形成，乳突以骨粉填塞。H 图中清理鼓室内胆脂瘤、去除残余砧骨后可见镫骨上方的面神经鼓室段部分骨管缺损，面神经膨出，与术前 MPR 的影像契合。H 图中小图显示听小骨和重建的术腔。

病例5

【病史回顾】 患者中年女性，因反复间断性右耳流脓伴听力下降10余年入院。入院检查示右耳鼓膜紧张部完整，增厚内陷，松弛部凹陷，可见肉芽、胆脂瘤和脓性分泌物。

【病例要点】

· 影像学检查：提示胆脂瘤位于中耳乳突腔，锤骨、砧骨完整，镫骨上结构破坏。

· 手术策略：完璧式乳突切开，鼓室成形术。

图 3-4-6 中耳胆脂瘤影像学表现和术中所见

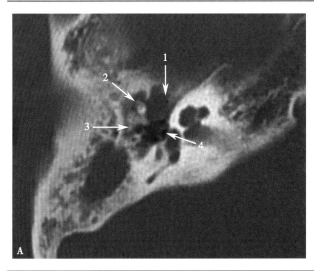
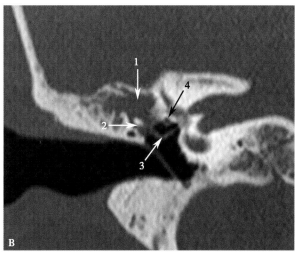

A. 轴位 HRCT 图像：1. 上鼓室胆脂瘤软组织；2. 包埋于上鼓室内的锤骨头；3. 砧骨短脚，位于砧骨窝内，周围被软组织包绕；4. 前庭区域，镫骨结构模糊。B. 冠状位 HRCT 图像：1. 上鼓室内软组织；2. 砧骨残体，结构不清；3. 砧镫关节，砧骨长脚及镫骨上结构，纤细；4. 面神经管，位于外半规管下方。

常规 HRCT 提示该患者乳突气化良好，听小骨结构不清晰，面神经管骨质显示不清。病变累及上鼓室、鼓窦、乳突腔，行完璧式乳突切开术。

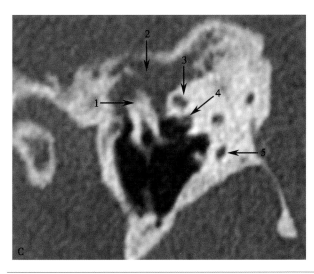
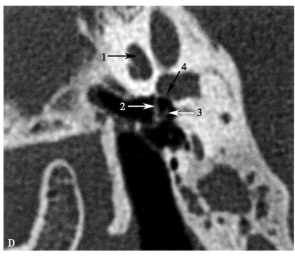

C. 锤砧骨 MPR 图像：1. 锤砧关节，显示锤、砧骨连接良好，锤骨头与砧骨体被包裹在软组织内；2. 上鼓室内胆脂瘤软组织；3. 外半规管；4. 面神经，位于外半规管下方，骨管完整；5. 后半规管。D. 镫骨 MPR 图像：1. 耳蜗底转；2. 镫骨前脚；3. 镫骨后脚；4. 镫骨足板，图中可见病变未侵犯中鼓室、前庭窗区域，紧张部鼓膜完整。

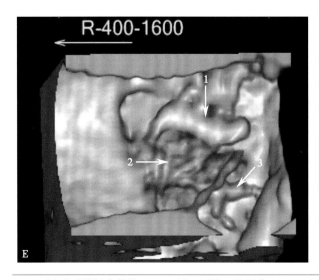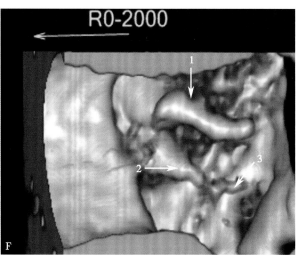

E～F. 显示听骨链全貌的 CTVR 同一区域三维图像。E. 1. 锤骨柄；2. 包裹砧骨长脚的软组织；3. 镫骨上结构，显示镫骨上结构完整。F. 1. 锤骨柄；2. 滤除软组织后的砧骨长脚，远端纤细；3. 镫骨上结构。

由于三维影像滤过技术，并未显示镫骨上完整结构，应与图 3-4-6E 结合判断，图 3-4-6F 滤除了图 3-4-6E 中位于上鼓室内的红色胆脂瘤软组织影，着重显露被病变包绕的砧骨长脚和砧镫关节，可见砧骨长脚纤细，砧镫关节为软组织假性连接，为听力重建提供直接影像依据。

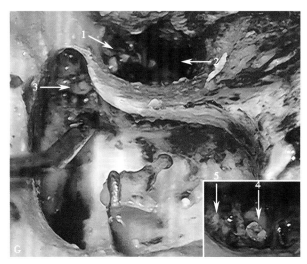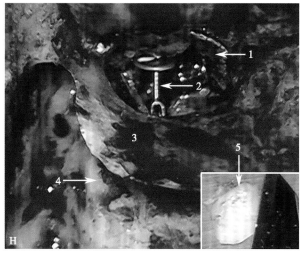

G. 术中暴露病变实时图像：1. 上鼓室内包裹听小骨的胆脂瘤及炎性肉芽组织；2. 中鼓室，鼓岬黏膜良好；3. 去除被胆脂瘤包裹的砧骨，暴露的锤骨头关节面，被上鼓室内软组织包绕，小图为清除胆脂瘤后鼓室的局部放大图像；4. 清理上鼓室镫骨区域病变后暴露的镫骨头，见镫骨完整；5. 面神经，骨管完整。H. 术中修复与听力重建实时图像：1. 颞肌筋膜，加强修复鼓膜；2. 钛质 PORP，连接锤骨柄和镫骨；3. 外耳道后壁；4. 乳突完全轮廓化后暴露的外半规管；5. PORP 顶盘与锤骨柄之间的软骨片修剪方法。

手术策略为完壁式乳突切开鼓室成形，术中见胆脂瘤位于上鼓室和鼓窦，砧骨体和锤骨头包埋于胆脂瘤内，因有被胆脂瘤基质侵蚀的可能，故予以去除，鼓室黏膜良好，行听骨链重建。

病例 6

【病史回顾】 患者女性，因右耳流脓伴听力下降 2 年入院。入院检查见鼓膜松弛部胆脂瘤伴脓性分泌物，紧张部完整、增厚。听力学检查示传导性听力损失。

【病例要点】

· **影像学检查**：提示胆脂瘤病变位于硬化型中耳乳突腔，乙状窦极度前移，听骨链完整。

· **手术策略**：逆行切开上鼓室乳突，行鼓室成形术，避免损伤乙状窦。

图 3-4-7　中耳胆脂瘤影像学表现和术中所见

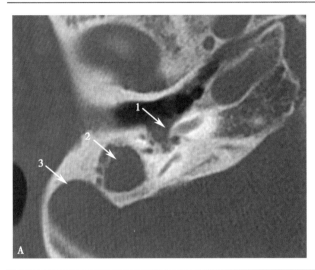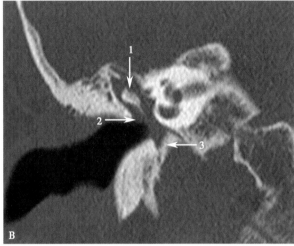

A. 轴位 HRCT 图像：1. 中后鼓室胆脂瘤软组织；2. 硬化型乳突腔内胆脂瘤影像；3. 前移乙状窦，占据大部分乳突腔。
B. 冠状位 HRCT 图像：1. 上鼓室内软组织，锤骨头包埋其中；2. 上鼓室盾板及松弛部软组织，提示胆脂瘤形成；3. 颈静脉球穹隆骨质。

常规 HRCT 提示该患者病变累及上鼓室、鼓窦、乳突腔，但乙状窦严重前移，乳突腔硬化且病变局限较小，故选择上鼓室—鼓窦的逆行乳突切开术。

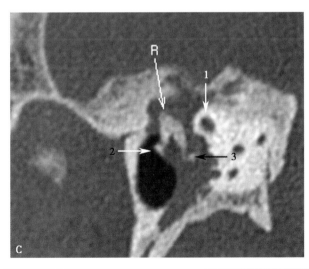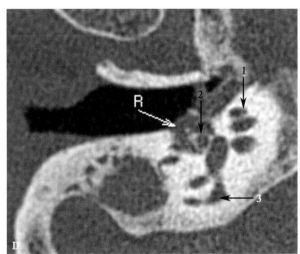

C. 锤砧骨 MPR 图像：1. 外半规管，骨质良好，未见骨质缺损及半规管瘘管；2. 锤骨外侧突，与鼓膜、鼓室内软组织连接成一体；3. 镫骨头，显示砧镫关节，但连接处密度减低，提示病变；R. 原图标识，指示右侧锤砧关节，提示锤骨头、砧骨体骨质破坏吸收。D. 镫骨 MPR 图像：1. 耳蜗顶转；2. 镫骨前脚；3. 后半规管总脚；R. 原图标识，指示右侧鼓室内软组织病变和鼓膜。

图中可见病变侵犯鼓室、前庭窗区域，但镫骨存在。

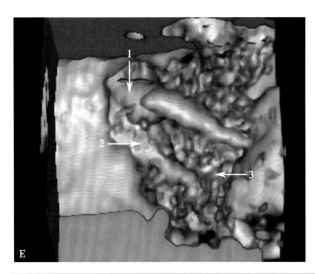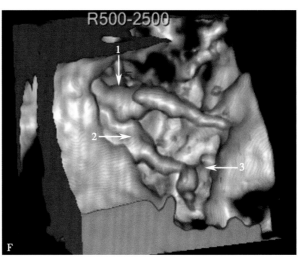

E. CTVR 三维图像：1. 锤骨头；2. 砧骨长脚；3. 镫骨上结构，被软组织包绕，未完全显露结构。F. CTVR 三维图像（滤除软组织后）：1. 锤骨头；2. 滤除软组织后的砧骨长脚，远端豆状突与镫骨头连接；3. 镫骨上结构，箭头所指处前脚影像不连续，考虑此处软组织包绕侵蚀前脚。

F 图滤除了 E 图中位于中、下鼓室内的红色异常胆脂瘤软组织影，着重显露被病变包绕的砧骨长脚和砧镫关节，可见砧骨长脚完整，砧镫关节连接较细，镫骨上结构存在，为听力重建提供直接影像依据。

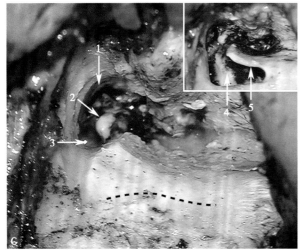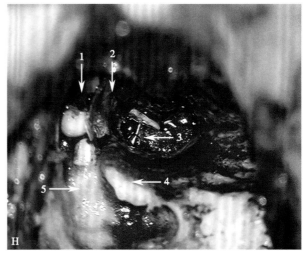

G. 术中暴露病变实时图像：1. 自上鼓室向鼓窦方向切开骨质，暴露上鼓室内包裹听小骨的胆脂瘤及炎性肉芽组织；2. 去除上鼓室部分胆脂瘤后暴露的砧骨体；3. 鼓窦，乳突表面黑色虚线标识前移乙状窦界限，小图为上鼓室—鼓窦—乳突腔逆行切开的空间相；4. 外半规管；5. 保留的外耳道后壁。H. 术中术腔修复听力重建实时图像：1. 上鼓室切除后以软骨填塞封闭；2. 软骨表面覆盖的颞肌筋膜，加强修复上鼓室，防止胆脂瘤内陷；3. 钛质 PORP，连接锤骨柄和镫骨；4. 外耳道后壁；5. 乳突完全轮廓化以骨粉填塞封闭乳突腔。

病例 7

【病史回顾】 患者中年女性,因右耳流脓伴听力下降数年入院。入院检查鼓膜紧张部完整,略膨隆,松弛部见肉芽胆脂瘤,伴脓性分泌物。听力学检查见传导性听力损失。

【病例要点】

- **影像学检查:** 提示硬化型乳突腔,病变范围狭窄。
- **手术策略:** 自上鼓室沿病变走行,乳突逆行切开,避免硬化型乳突过度开放。

图 3-4-8 中耳胆脂瘤影像学表现和术中所见

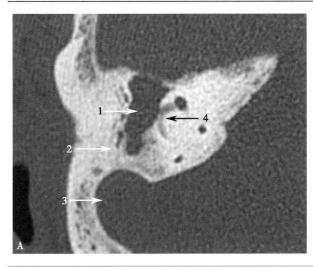
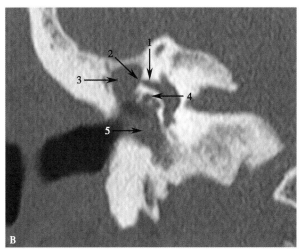

A. 轴位 HRCT 图像:1. 鼓窦;2. 硬化的乳突骨质;3. 前移乙状窦,占据大部分乳突腔;4. 外半规管,可见半规管最隆起处骨质菲薄,为迷路瘘管征。B. 冠状位 HRCT 图像:1. 外半规管;2. 外半规管瘘管;3. 上鼓室;4. 面神经;5. 中鼓室炎性组织密度增高。

常规 HRCT 提示该患者病变累及上鼓室、鼓窦、乳突腔,但乙状窦严重前移,乳突腔硬化且病变局限较小,故手术策略选择为上鼓室—鼓窦的逆行乳突切开术

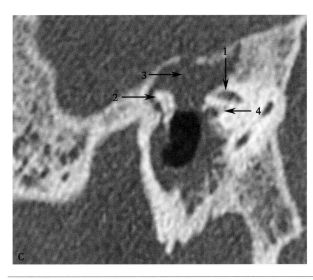
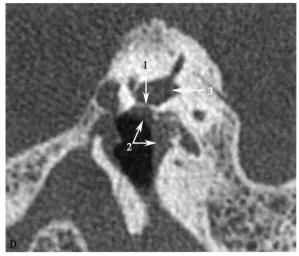

C. 锤砧骨 MPR 图像:1. 外半规管;2. 残余锤骨头,提示砧骨体骨质破坏吸收;3. 上鼓室病变;4. 面神经水平段。D. 镫骨 MPR 图像:1. 镫骨足板;2. 炎性病变组织;3. 前庭池。

图中可见病变侵犯鼓室、前庭窗区域,镫骨上结构消失,但镫骨存在。

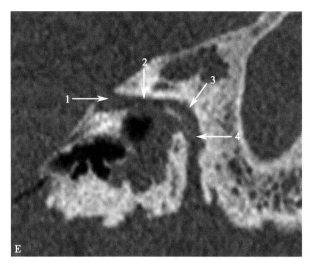

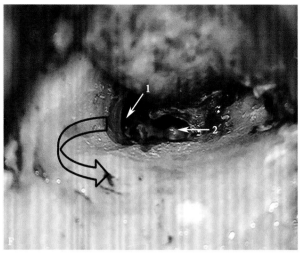

E. 面神经管 MPR 图像：1. 面神经管膝神经节段；2. 面神经管鼓室段，可见骨管骨质不连续，神经暴露；3. 锥曲段，面神经第二膝部；4. 垂直段。F. 术中实时图像：1. 部分切除的上鼓室，其内为胆脂瘤组织；2. 鼓岬，黏膜上皮化，黑色箭头显示自上鼓室向鼓窦、乳突方向切开路径。

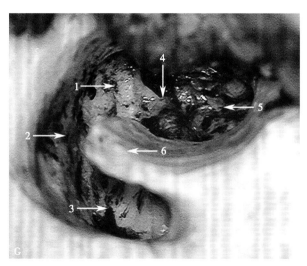

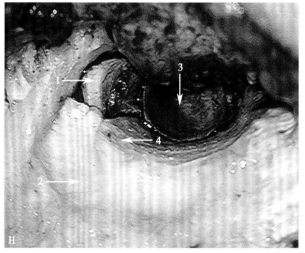

G. 术中手术切开范围实时图像（显示去除病变后的上鼓室—鼓窦—乳突腔的逆行切开空间范围）：1. 上鼓室；2 鼓窦区；3. 部分开放的乳突；4. 暴露的面神经水平段；5. 鼓岬；6. 保留的外耳道后壁。H. 术腔修复实时图像：1. 上鼓室切除后以软骨填塞封闭，防止胆脂瘤内陷袋形成；2. 以骨粉填塞封闭乳突腔；3. 去除鼓岬表面上皮后，封闭咽鼓管鼓室口后，鼓岬及上鼓室软骨表面覆盖颞肌筋膜；4. 外耳道后壁。

病例8

【病史回顾】 患者中年女性，3 年前因左耳胆脂瘤行完璧式乳突切开术同时切除上鼓室，重建听力后上鼓室以软骨封闭，术后恢复良好。近半年胆脂瘤复发，拟再次手术。入院检查左侧外耳道后壁完整，紧张部后上与松弛部交界处隆起，见胆脂瘤痂皮，听力检查为混合性听力损失，鼓室图为 B 型。

【病例要点】

· **影像学检查**：提示复发胆脂瘤病变局限后鼓室，位于 TORP 顶盘与后上骨质之间，TORP 向后上倾斜，TORP 底座位于镫骨足板前下缘。

· **手术策略**：本次手术行完璧式乳突切开鼓室成形术重建听骨链，封闭乳突和上鼓室。

图 3-4-9　中耳胆脂瘤复发二次手术影像学表现和术中所见

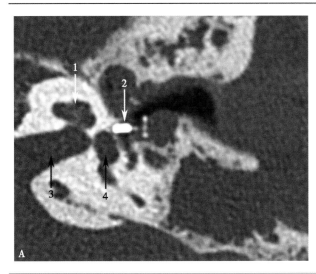
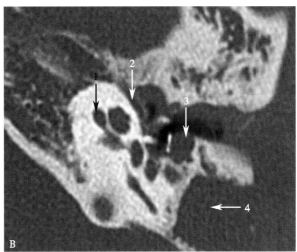

A. 轴位 HRCT 图像：1. 耳蜗；2. 前次手术植入的钛质 TORP；3. 内耳道；4. 前庭池。B. 轴位 HRCT 图像（A 图下一层面）：1. 耳蜗底转；2. 面神经管；3. TORP 顶盘与后鼓室之间的胆脂瘤软组织；4. 前次手术填塞的乳突腔软组织。

轴位 HRCT 图像可见前次手术植入的人工听骨向后倾斜，与后鼓室之间形成胆脂瘤，与乳突腔内软组织同等密度，在 CT 影像上并不能区分二者的病变性质，但可通过 MRI 检查鉴别区分。

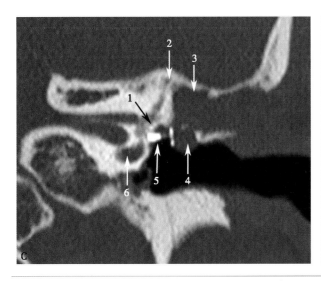
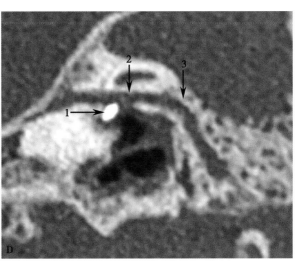

C. 冠状位 HRCT 图像：1. 镫骨足板前部；2. 前半规管；3. 上鼓室软组织；4. TORP 顶盘与上鼓室外侧壁之间的胆脂瘤组织；5. 倾斜的 TORP，底座位于足板下部；6. 耳蜗鼓阶。D. 面神经管 MPR 图像：1. TORP 底座 2. 面神经管鼓室段，骨质不连续；3. 面神经管锥段。

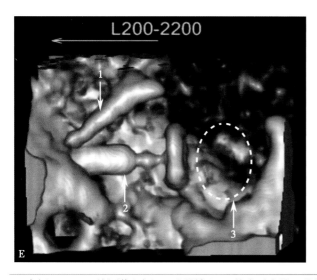
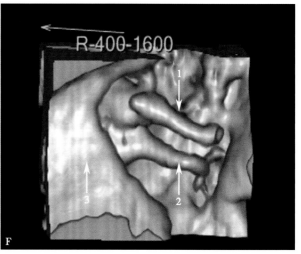

E. 患侧CTVR三维图像(右):1. 锤骨柄;2. 前次手术植入的钛质TORP,向后部倾斜,底座位于镫骨足板前部;3. 白色虚线圈区域为应用三维影像滤过技术去除胆脂瘤,线圈前方暗红色软组织为炎性纤维组织。F. 健侧CTVR三维图像(左):1. 锤骨柄;2. 砧骨长脚;3. 外耳道。

右侧三维重建图像明显地显示了前次手术植入TORP的位置。

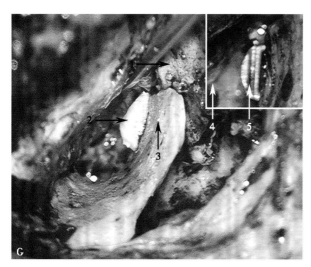
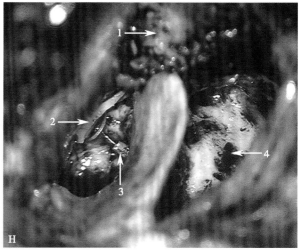

G. 术中暴露病变实时图像(分离外耳道皮瓣进入鼓室,自前次手术乳突腔切开,同时暴露前次手术上鼓室):1. 上鼓室内形成的纤维瘢痕软组织;2. 位于TORP顶盘与外耳道后上骨壁之间的局限性胆脂瘤;3. 外耳道后上骨壁;4. 锤骨柄;5. 去除胆脂瘤后的TORP顶盘,向后上倾斜位于外耳道后上骨壁的下方。H. 二次手术听力重建图像:1. 上鼓室内软组织;2. TORP顶盘表面的软骨;3. 扶正的TORP;4. 乳突腔。

病例9

【病史回顾】 患者青年男性,3年前因中耳乳突胆脂瘤行完壁式乳突切开鼓室成形术,术后1年再次出现外耳道流脓流水,听力无恢复,再次入院手术。入院检查外耳道狭窄,鼓膜紧张部完整,松弛部内陷。听力学检查提示混合性听力损失,鼓室图为B型。

【病例要点】

· **影像学检查**：二次术前影像提示上鼓室乳突密度增高影，MRI 检查未提示胆脂瘤，三维影像提示听骨链完整。

· **手术策略**：耳内切口，乳突鼓室成形听骨链重建术，外耳道植皮。

图 3-4-10　中耳胆脂瘤二次手术影像学表现和术中所见

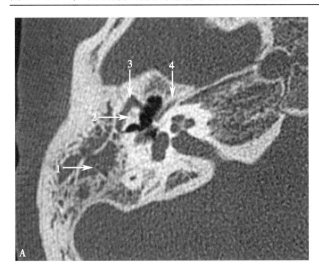
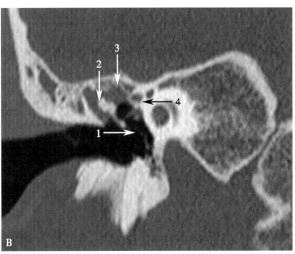

A. 轴位 HRCT 图像：1. 乳突气房内软组织病变；2. 包埋于上鼓室内的锤骨头和砧骨体，砧骨短脚位于砧骨窝内，周围被软组织包绕；3. 上鼓室软组织病变；4. 面神经管鼓室段，骨管完整。B. 冠状位 HRCT 图像：1. 鼓室腔，未见病变组织影；2. 锤骨头及砧骨体，结构不清，被病变组织包绕；3. 上鼓室内软组织；4. 面神经管，位于外半规管下方。

常规 HRCT 提示该患者乳突气化良好，听小骨结构不清晰，病变累及上鼓室、鼓窦乳突腔。

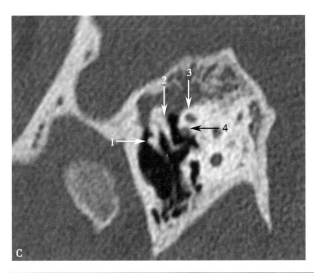
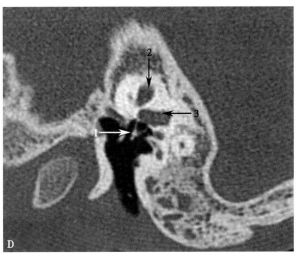

C. 锤砧骨 MPR 图像：1. 锤骨外侧突，与鼓膜相连；2. 砧骨体，显示锤砧骨连接良好；3. 外半规管，骨质完整；4. 面神经管鼓室段，位于外半规管下方，因骨管骨质菲薄，骨质是否缺损无法确认，行面神经全程重建方可确认。D. 镫骨 MPR 图像：1. 镫骨，结构清晰；2. 耳蜗底转；3. 前庭池。

C、D 图中可见鼓室、前庭窗区域正常，镫骨存在。

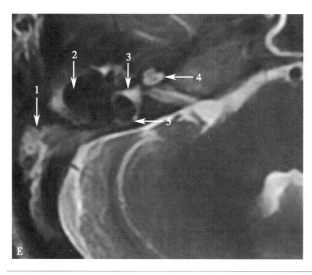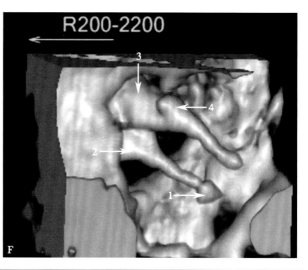

E. 轴位 MRI 的 T_2WI 图像：1. 乳突腔内等信号影，提示炎性组织；2. 鼓窦、上鼓室内极低信号影，提示此处病变为瘢痕或钙化组织；3. 前庭；4. 耳蜗；5. 后半规管。F. CTVR 三维图像：1. 砧镫关节；2. 砧骨体；3. 锤骨头；4. 锤骨外侧突。

MRI 检查在中耳胆脂瘤复发患者中对确认胆脂瘤十分重要，通常在 T_1 中为较低信号影，在 T_2 中表现高亮信号影。本组患者 MRI 图像不提示胆脂瘤复发，但提示可能存在感染、瘢痕结缔组织等病变。三维影像显示锤砧骨完整，没有显示镫骨前后脚提示前后脚较细无法进行三维重建。

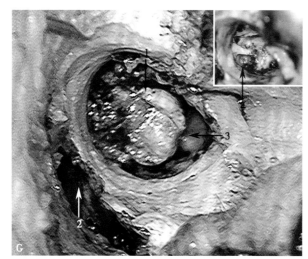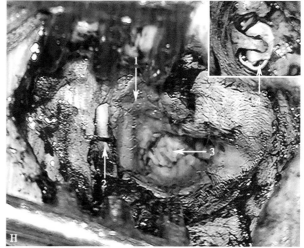

G. 术中暴露鼓室病变实时图像：1. 中上鼓室内纤维瘢痕组织；2. 前次手术打开的乳突腔，腔内为渗出物，未见胆脂瘤；3. 鼓岬；4. 小图显示清理中上鼓室病变后去除纤细的镫骨前后脚，暴露的镫骨足板，无胆脂瘤复发。H. 术中修复实时图像：1. 植入的外耳道游离皮瓣；2. 清理上鼓室纤维瘢痕组织后再次封闭的软骨；3. 带软骨衣的软骨重建鼓膜；4. 在砧骨长脚和镫骨足板之间放置钛质 TORP，其顶盘与砧骨长脚之间放置软骨片。

病例 10

【病史回顾】 患者青年男性，1 年前左耳因胆脂瘤手术治疗，因术后不干耳再次入院手术治疗。入院检查右耳正常，左耳外耳道为肉芽和胆脂瘤组织，伴脓性分泌物。相关检查提示左侧神经性听力损失，骨导听阈为 50~60dB HL，面神经功能正常。

【病例要点】

- **影像学检查**：提示乳突广泛气化。

- **手术策略**：岩骨次全切除，彻底清除病变后乳突腔以脂肪填塞，外耳道口予以封闭。

图 3-4-11　中耳胆脂瘤二次手术影像学表现和术中所见

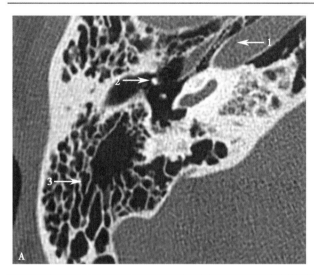
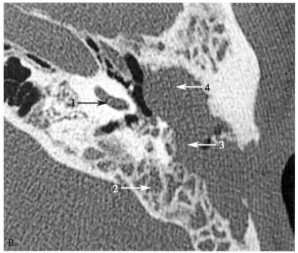

A. 健侧轴位 HRCT 图像（右）：1. 颈内动脉管水平段；2. 鼓膜内锤骨柄；3. 乳突气房。B. 患侧轴位 HRCT 图像（左，与 A 图同一层面）：1. 耳蜗底转；2. 乳突广泛气化及病变；3. 外耳道胆脂瘤及肉芽软组织病变；4. 鼓室胆脂瘤软组织病变。

本组图像显示乳突气化良好，前次手术复发后病变范围较广，累及到下鼓室、外耳道前后壁，乳突外侧皮质骨的缺损不规则，但听小骨和面神经结构显示不清。手术策略：因乳突广泛气化，如何处理术后巨大乳突腔十分重要，因此彻底清除病变后乳突腔以脂肪填塞，外耳道口予以封闭。

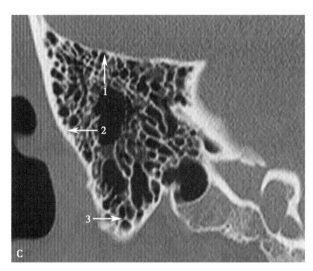
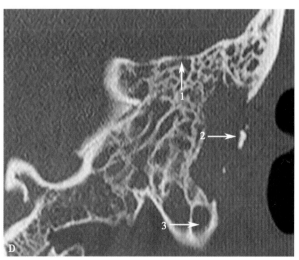

C～D. 冠状位 HRCT 图像，为同一层面左右对比，C 图为右耳（健侧），D 图为左耳（患侧）。1. 上鼓室盖；2. 乳突皮质骨；3. 乳突尖。

此层面显示胆脂瘤病变并未累及乳突、上鼓室盖，但是乳突外侧的皮质骨缺损面积较大、且形态不规则，与常规开放乳突的骨质缺损不同，乳突尖广泛病变。

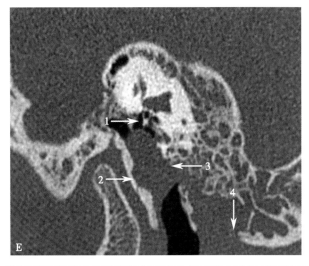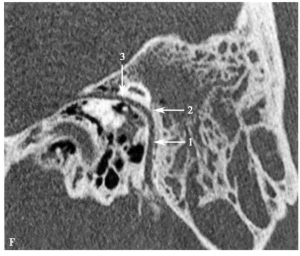

E. 镫骨 MPR 图像：1. 镫骨；2. 外耳道前壁；3. 外耳道后壁；4. 乳突外侧皮质骨。F. 面神经管 MPR 图像：1. 面神经管垂直段；2. 面神经管锥段；3. 面神经管水平段。

镫骨 MPR 图像可见外耳道、乳突内广泛低密度影充填，外耳道前壁骨质缺损，外耳道后壁破溃，与乳突腔相通，镫骨结构尚完整，其余听小骨未见显示。面神经管 MPR 图像显示颞骨内广泛低密度影充填，常规 HRCT 无法清晰辨认面神经，该技术显示面神经在颞骨内的走行，见面神经全程包绕在其骨管当中，未见明确骨管缺失处。

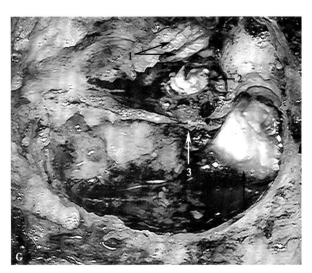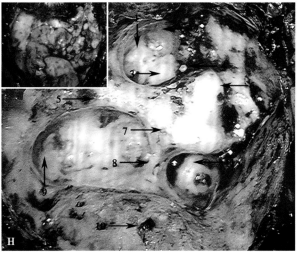

G. 术中暴露病变实时图像：1. 切断的外耳道前后壁皮肤，术后缝合封闭外耳道；2. 中鼓室胆脂瘤；3. 破坏缺损的骨性外耳道后壁；4. 鼓窦内胆脂瘤。H. 术中岩骨次全切除范围实时图像：1. 颈内动脉管；2. 骨蜡封闭的咽鼓管口；3. 鼓岬；4. 镫骨头；5. 面神经管垂直段；6. 外半规管；7. 后半规管后缘；8. 前庭水管；9. 乳突尖；10. 乙状窦；11. 后半规管后平面与岩骨后面骨质之间间隙，间隙前骨质为内耳道底后缘。

该患者胆脂瘤复发后破坏外耳道前后壁骨质，术中无法建立一个容积合理、含气的中耳腔，即丧失了重建听力的机会，采用岩骨次全切除，并以脂肪充填术腔（H 图左上小图），封闭外耳道的术式。手术要点是要彻底清理病变。

病例 11

【病史回顾】　患者青年男性，1 年前因中耳胆脂瘤行右耳乳突鼓室成形术，术后恢复不佳，持续流脓，本次住院拟行二次手术。术前检查见右侧外耳道后壁肉芽胆脂瘤，鼓膜良好。纯音听阈测试提示右耳骨 - 气导差为 15dB。

【病例要点】

- **影像学检查**：提示右侧外耳道、乳突腔胆脂瘤，中耳腔良好，前次植入的人工听小骨位置良好。

- **手术策略**：右侧耳内切口清除乳突病变，保持中鼓室听小骨原位不处理。

图 3-4-12 右侧中耳胆脂瘤二次手术影像学表现和术中所见

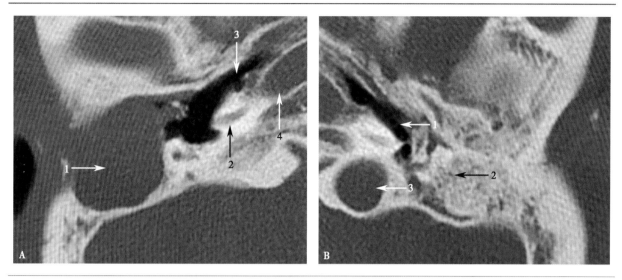

A. 轴位 HRCT 图像（右）：1. 乳突腔、外耳道内胆脂瘤软组织；2. 耳蜗底转；3. 咽鼓管鼓室口；4. 颈内动脉管水平段。
B. 轴位 HRCT 图像（左）：1. 咽鼓管鼓室段；2. 硬化的乳突；3. 颈静脉球。

常规 HRCT 显示右侧乳突为硬化型，乳突腔、外耳道大面积均匀孤立边界光滑低密度影，未累及鼓室，肿物呈膨胀性生长，与其邻近骨质接触缘分界较清晰。

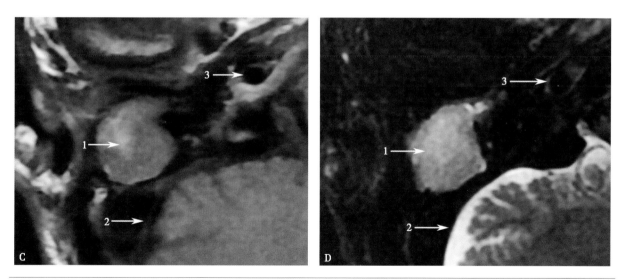

C. 轴位 MRI 的 T_1WI 表现：病变孤立，性质无法确定。D. 轴位 MRI 的 T_2WI 表现：乳突内为孤立略长 T_2 信号，且内部信号纷杂，强化不明显，结合 T_1WI 及前次手术判断为胆脂瘤复发。1. 乳突腔内混杂呈等 T_1 信号；2. 小脑表面脑脊液；3. 颈内动脉管。

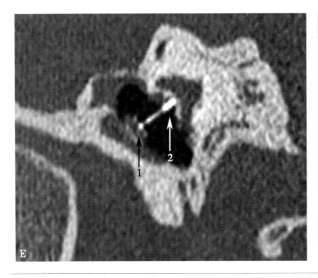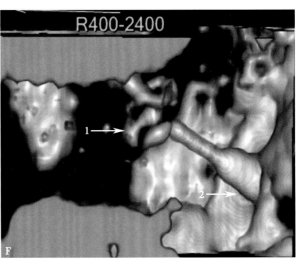

E. 前庭窗人工听骨 MPR 图像：1. TORP 顶盘上的软骨片（可见其密度略高于鼓膜）；2. TORP 底部，刚好位于前庭窗表面。
F. CTVR 三维图像：1. TORP 顶盘；2. TORP 底部。

可见该患者的胆脂瘤并未累及鼓室，鼓室内含气良好，前次植入的听骨无移位，于鼓膜和镫骨足板连接良好。

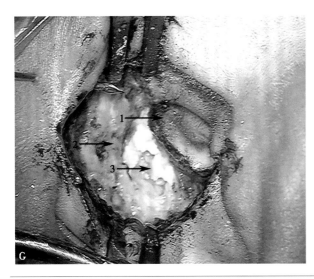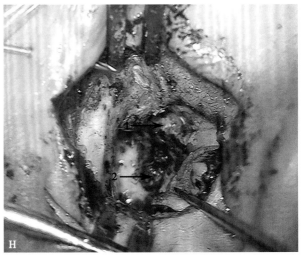

G. 术中暴露病变实时图像：1. 外耳道后壁皮肤，予以保留；2. 鼓窦盖骨质；3. 乳突腔内白色胆脂瘤。H. 术中暴露病变实时图像：1. 外耳道后壁皮肤；2. 清理后的乳突腔

该患者术前影像明确为胆脂瘤复发，病变局限于乳突腔，外耳道及中、上鼓室未受累，前次植入的听骨位置良好，且患侧为唯一有听力耳，故行耳内切口，见术腔内大量白色的胆脂瘤堆积，清理病变后软组织回填乳突腔，恢复外耳道形态，缩短术后恢复时间，中耳腔及听小骨未处理。

（赵丹珩　刘　阳　霍海峰）

第五节　鼓室硬化症

　　鼓室硬化症（tympanosclerosis）并非独立疾病，而是中耳在长期慢性炎症愈合后所遗留的中耳结缔组织退行性改变，1873 年由 Von Troltsh 最先提出，Ho KY 2010 年报告在中耳炎疾病中的发生率为 5.5%。其主要病理表现是钙盐沉积在鼓膜纤维层、鼓岬黏膜、听骨链周围，严重者可包裹整个听骨链或镫骨区域，导致听骨链固定，甚至导致足板骨化。

在临床诊断中除病史和听力学特征外,HRCT 影像对鼓室硬化的特异影像检出率极低。而 MPR 图像对钙化、骨化灶则显示良好,其钙化灶密度较软组织高但不均匀,钙化灶可包裹镫骨或与面神经粘连。在影像上单纯从镫骨足板形态与耳硬化症很难区别,但钙化灶可间接提示鼓室硬化。

清除病灶后听骨链重建的方式可按以下思路完成手术:①全听骨链活动完整,则保留听骨链;②镫骨足板活动,镫骨上结构完整,可按Ⅱ型手术完成;③镫骨足板活动,镫骨上结构缺如,可按Ⅲ型手术完成;④镫骨足板固定骨化,可按耳硬化症手术完成,如果镫骨足板开窗后有内耳感染风险,可待二期手术行镫骨足板开窗听力重建;⑤振动声桥植入:2010 年 Pau 报告在蜗窗和前庭窗二窗被钙化灶严重阻塞的情况下,在鼓岬开窗植入 VSB 振动器。

本节介绍的鼓室硬化病例均为鼓膜完整的病例,慢性化脓性中耳炎(静止期)及粘连性中耳炎伴随的鼓室硬化已在相应章节介绍。

病例 1

【病史回顾】 患者青年女性,因左耳进行性听力下降数年入院。入院检查左耳鼓膜完整、内陷、钙化。纯音听阈测试示传导性听力损失,骨 - 气导差为 30dB,鼓室图为 A 型,盖莱试验阴性。

【病例要点】

- **影像学检查**:提示病变以镫骨为中心的听骨链广泛钙化、骨化。
- **手术策略**:清除钙化灶,TORP 重建听骨链。

图 3-5-1 鼓室硬化症影像学表现和术中所见

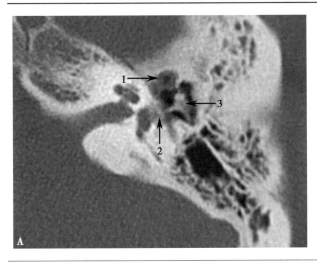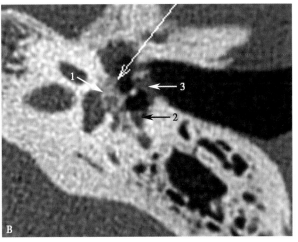

A. 轴位 HRCT 图像:1. 上鼓室内软组织;2. 前庭窗区域不均匀软组织密度影,提示钙化灶,与面神经管相连;3. 上鼓室内听小骨,形态略模糊,并与前庭窗区域软组织骨性相连。B. 轴位 HRCT 图像:1. 前庭窗及镫骨,可见镫骨上结构包埋于软组织中,白色箭头为原图标识,指示该区域不均匀密度影,提示钙化灶,与镫骨融合包埋;2. 后鼓室内不均匀钙化灶;3. 增厚的鼓膜,密度不均匀,提示钙化。

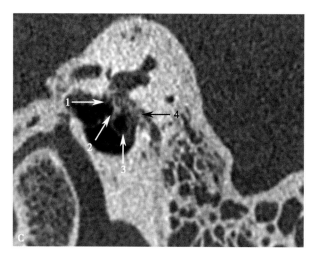 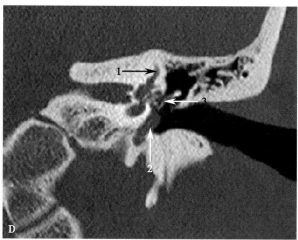

C. 镫骨 MPR 平面：1. 镫骨前脚，被软组织包埋；2. 镫骨头，镫骨形态存在，被软组织包埋，软组织密度不均匀，提示钙化灶，与面神经管相连；3. 后鼓室密度不均匀软组织，与前庭窗区域软组织骨性相连；4. 面神经管，表面骨质钙化。D. 冠状位 HRCT 图像：1. 前半规管；2. 后下鼓室内不均匀密度影；3. 前庭窗区域及砧骨长脚骨，听小骨结构包埋于软组织中，更为详细的听小骨结构未能显示。

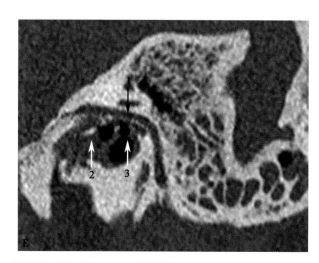 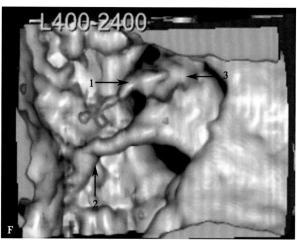

E. 面神经管 MPR 图像：1. 面神经鼓室段，骨管与鼓室内钙化组织粘连；2. 中耳腔内软组织，密度不均，箭头所指白色结构考虑残余听小骨结构；3. 镫骨，与软组织接触。F. CTVR 三维图像：1. 锤骨柄，纤细，病变侵蚀；2. 砧骨长脚及镫骨头、砧镫关节，粗大，提示被骨性组织包裹；3. 锤骨头，被病变侵蚀，锤砧关节融合、形态不良。

CTVR 图像应用三维影像滤过技术，将鼓膜中鼓室内软组织及钙化图像滤除，显示听骨链结构，锤砧关节粗大部分提示骨化结构。

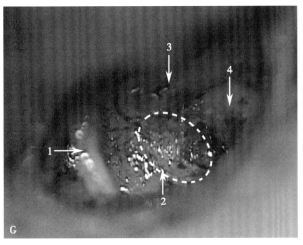
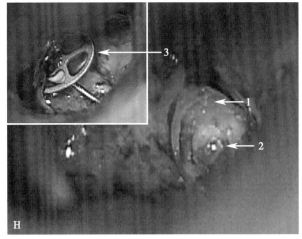

G. 术中暴露病变实时图像：1. 鼓索；2. 包绕镫骨的前庭窗区域钙化组织；3. 砧骨长脚；4. 面神经管，术中见钙化组织包绕镫骨、砧镫关节和面神经鼓室段骨管，听骨链骨化固定。H. 术中听力重建实时图像：1. 以低速金刚钻磨除足板表面骨化及钙化灶，并扩大前庭窗龛区域；2. 镫骨足板，去除骨化灶后暴露活动的镫骨足板，少许淋巴流出，以薄筋膜覆盖；3. 小图，钛质 TORP 连接残余锤骨柄和足板，顶盘表面放置软骨。

手术关键难点是清除前庭窗区域的钙化乃至骨化灶，去除砧骨，暴露镫骨足板，植入 TORP。

病例 2

【病史回顾】　患者中年女性，因听力下降 5 年余入院，既往慢性中耳炎病史。入院检查左耳鼓膜完整内陷，钙化。纯音听阈测试示骨 - 气导差为 30dB，鼓室图为 A 型，盖莱试验阴性。

【病例要点】

- **影像学检查**：提示广泛钙化、骨化灶覆盖镫骨、锤骨、砧骨和面神经管。
- **手术策略**：清除钙化灶，PORP 重建听骨链。

图 3-5-2　鼓室硬化症影像学及术中所见

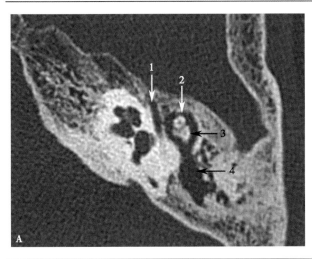
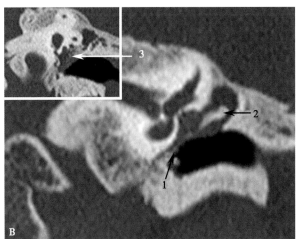

A. 轴位 HRCT 图像：1. 面神经管；2. 锤骨头；3. 砧骨体；4. 乳突内密度增高影，提示阻塞性病变组织，上鼓室内听小骨被包裹在软组织中，形态模糊，提示病变侵蚀表面。B. 冠状位 HRCT 图像：1. 鼓岬表面软组织及内陷的鼓膜，鼓膜内高密度影提示鼓膜钙化斑；2. 上鼓室内表面被蚕食的听小骨，包埋在软组织中，前庭窗区域为组织密度影，镫骨足板良好；3. 局部放大的图片，箭头指示前庭窗区域内密度不均匀的软组织影，提示钙化。

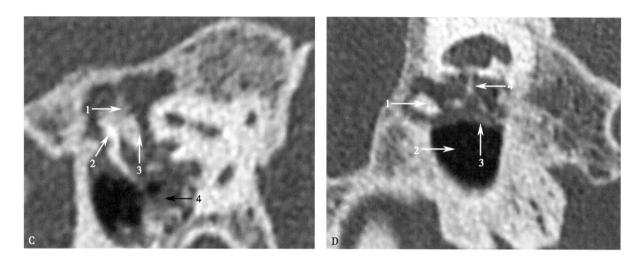

C. 锤砧骨 MPR 图像：1. 上鼓室内密度不均匀软组织，提示钙化斑和骨化结构；2. 软组织侵蚀局部锤骨头；3. 砧骨体，骨质密度不均匀，提示病变侵蚀骨质，砧骨长脚缺失，前庭窗区域不均匀软组织密度影，提示钙化；4. 中后鼓室密度不均匀软组织影，提示钙化。D. 镫骨 MPR 图像：1. 病变侵蚀上鼓室内残留听小骨，形态略模糊；2. 外耳道；3. 鼓膜，内侧为软组织，并与前庭窗区域软组织相连，密度不均匀，提示钙化灶；4. 形态不规则的镫骨，包埋于软组织中，更为详细的听小骨结构未能显示。

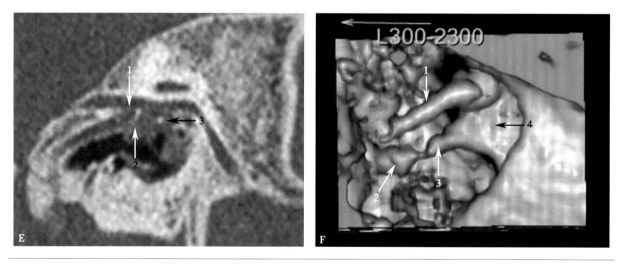

E. 面神经管 MPR 图像：1. 面神经鼓室段，骨管与鼓室内钙化组织粘连；2. 中耳腔内软组织，密度不均，箭头所指白色结构可能为残留听小骨；3. 后鼓室内软组织，箭头所指白色结构可能为钙化灶。F. CTVR 三维图像：1. 锤骨柄，形态良好；2. 镫骨，显示粗大的镫骨头，提示镫骨被骨化组织包绕；3. 砧骨长脚，远端纤细，病变侵蚀骨质，砧镫关节中断；4. 砧骨体，与锤骨头连接良好。

CTVR 图像中暗红色结构提示病变组织，大部分软组织及钙化图像被滤除，以显示听骨链结构

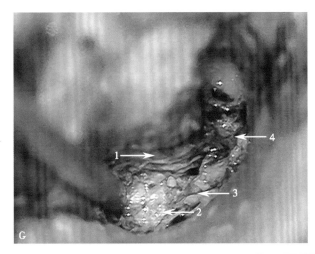
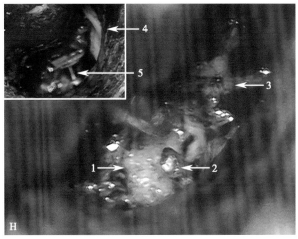

G. 术中暴露鼓室病变实时图像：1. 鼓膜内钙化斑片；2. 鼓岬黏膜表面的钙化斑；3. 前庭窗区域，包绕镫骨、面神经管和砧骨长脚的钙化组织；4. 上鼓室内被钙化灶包裹骨化的锤骨头、砧骨体。H. 术中修复及听力重建实时图像：1. 去除钙化灶后裸露的鼓岬表面，保留前中鼓岬的黏膜以利后期鼓岬黏膜生长，防止术后粘连；2. 镫骨头，剥离镫骨周围、面神经管表面的钙化灶，去除残余的砧骨体；3. 上鼓室内去除钙化灶后保留的部分锤骨头；4. 软骨片重建上鼓室外侧壁，防止胆脂瘤内陷袋形成；5. 钛质 PORP，连接锤骨柄和镫骨头，顶盘表面放置软骨。

手术关键难点是清除镫骨和面神经表面的钙化灶。

病例 3

【病史回顾】 患者中年男性，因进行性听力下降数年入院，无耳流脓病史。入院检查鼓膜内陷、钙化。听力学检查示传导性听力损失，鼓室图为 B 型，盖莱试验阴性。

【病例要点】

- **影像学检查**：鼓膜与鼓岬粘连，提示广泛钙化灶包裹镫骨、锤骨、砧骨、面神经管。
- **手术策略**：清除钙化灶，PORP 重建听骨链。

图 3-5-3 鼓室硬化症影像学及术中所见

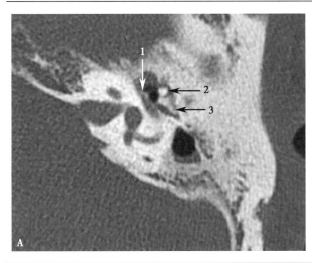
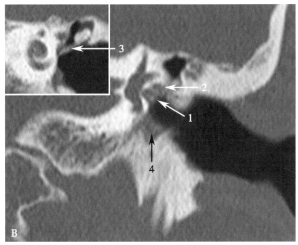

A. 轴位 HRCT 图像：1. 面神经管；2. 锤骨头；3. 砧骨短脚，上鼓室乳突黏膜增厚，上鼓室内听小骨显示尚好。B. 冠状位 HRCT 图像：1. 鼓膜内陷，与鼓岬表面软组织粘连，鼓室内高密度不均匀影提示钙化斑；2. 面神经管，位于外半规管下方；3. 局部放大的图片，箭头指示增厚的鼓膜，与鼓岬粘连；4. 下鼓室软组织。

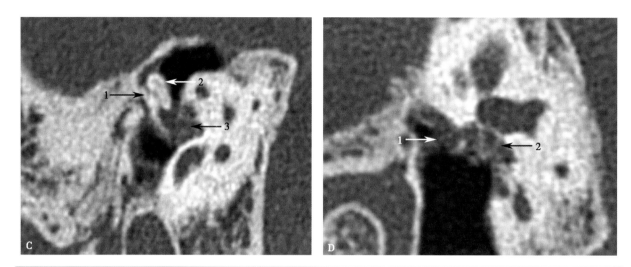

C. 锤砧骨 MPR 图像：1. 锤骨头，被软组织局部侵蚀；2. 砧骨体，骨质密度不均匀，提示病变侵蚀骨质，砧骨长脚缺失；3. 前庭窗区域不均匀软组织密度影，提示钙化灶。D. 镫骨 MPR 图像：1. 中鼓室内软组织影，密度不均匀，与鼓膜粘连，提示钙化灶；2. 包埋于软组织中的镫骨，密度不均匀，提示镫骨周边钙化灶。

MPR 影像提示镫骨周围的钙化组织。

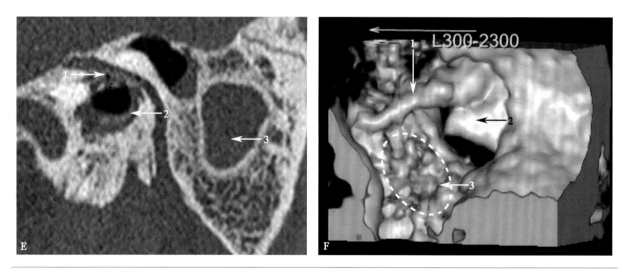

E. 面神经管 MPR 图像：1. 面神经鼓室段，骨管与鼓室内钙化组织粘连；2. 中耳腔内增厚的黏膜；3. 乳突腔。F. CTVR 三维图像：1. 锤骨柄，形态良好；2. 砧骨体，与锤骨头连接良好，病变侵蚀长脚；3. 白色虚线圈指示镫骨区域，红色结构提示镫骨被钙化灶包绕。

CTVR 图像滤除大部分软组织及钙化灶，显示了被钙化组织包绕的镫骨和缺失的砧骨长脚。术前制订手术策略为去除钙化灶，PORP 重建听骨链。

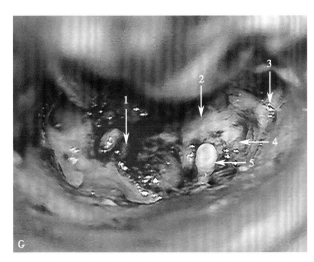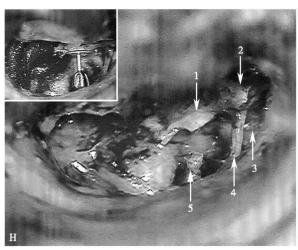

G. 术中暴露病变实时图像：1. 鼓岬内钙化斑片；2. 被钙化灶包裹的锤骨柄；3. 上鼓室内被钙化灶包裹骨化的锤头砧骨体；4. 前庭窗区域，钙化灶包绕镫骨前后脚、面神经管；5. 镫骨头，被钙化组织包绕。H. 术中听力重建实时图像：1. 去除钙化灶的锤骨柄；2. 开放上鼓室后暴露的锤骨头；3. 剥离钙化灶后的面神经管；4. 鼓索；5. 镫骨头，剥离镫骨周围、面神经管表面的钙化灶，镫骨活动；小图可见钛质 PORP 连接锤骨柄和镫骨头，薄层软骨修复鼓膜。

手术关键难点是清除镫骨和面神经表面的钙化灶。

病例 4

【病史回顾】　患者中年女性，有右耳中耳炎手术史（3 年前），因术后听力下降 2 年入院再次手术。入院检查示右外耳道中段软组织闭锁，听力学检查示传导性听力损失。

【病例要点】

- **影像学检查**：提示外耳道闭锁内侧原鼓膜及鼓室内软组织影，考虑钙化和胆脂瘤，听骨链完整但被钙化灶包绕。

- **手术策略**：清除病灶、PORP 重建听骨链、软骨修复鼓膜、外耳道后壁植皮，乳突为阻塞性病变者不予处理。

图 3-5-4　外耳道闭锁、中耳胆脂瘤、鼓室硬化症影像学表现和术中所见

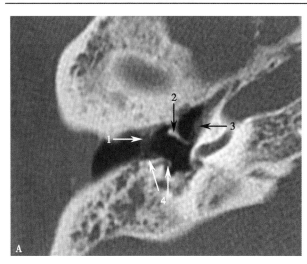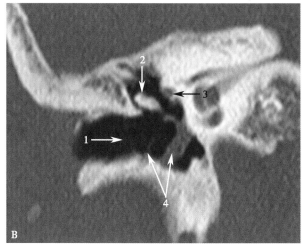

A. 轴位 HRCT 图像：1. 外耳道中段闭锁软组织；2. 锤骨；3. 鼓室内软组织，性质无法判断；4. 自外耳道后壁长入鼓室内的软组织，考虑胆脂瘤。乳突黏膜增厚，密度增高影，考虑阻塞性病变。B. 冠状位 HRCT 图像：1. 耳道中段闭锁的膜性组织，内侧为含气外耳道；2. 锤骨，形态模糊；3. 面神经管，位于外半规管下方；4. 原始鼓膜及内侧的软组织，术前判断不排除由鼓膜代谢产生的胆脂瘤向鼓室生长。

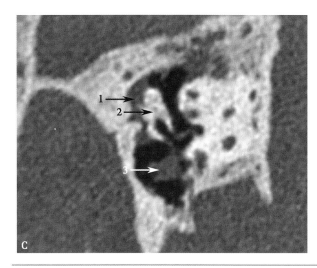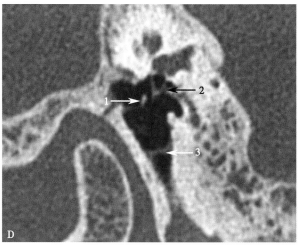

C. 锤砧骨 MPR 图像：1. 上鼓室软组织，密度不均匀，考虑钙化灶；2. 锤砧骨及关节，骨质密度不均匀，提示病变侵蚀骨质，砧骨长脚远端与镫骨连接中断；3. 鼓室内软组织，术前判断可能为胆脂瘤和钙化。D. 镫骨 MPR 图像：1. 锤骨柄，与原始鼓膜接触；2. 镫骨，形态良好，周围未见病变；3. 外耳道中段膜性闭锁组织。

MPR 影像提示听小骨周围钙化或胆脂瘤组织，砧镫关节中断。

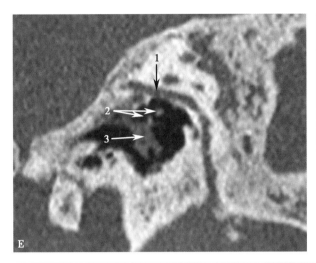
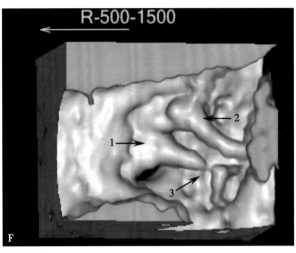

E. 面神经管 MPR 图像：1. 面神经鼓室段，骨管完整，与周围组织无粘连；2. 砧骨和锤骨；3. 鼓室内原始鼓膜处增厚的组织，与锤骨相连。F. CTVR 三维图像：1. 砧骨体，与锤骨头连接良好；2. 锤骨柄，形态良好；3. 砧镫关节，病变侵蚀砧骨长脚远端，关节骨性离断。

CTVR 三维图像滤除大部分软组织及钙化灶，显示了镫骨和远端骨性缺失的砧骨长脚。术前制订手术策略为去除钙化灶，PORP 重建听骨链。

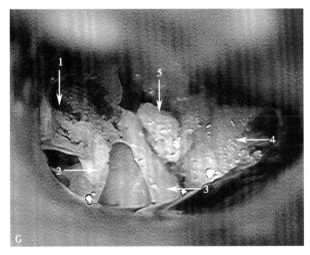
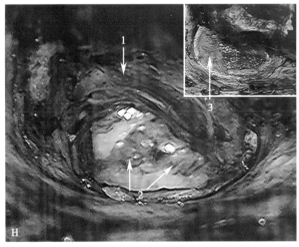

G. 术中暴露病变实时图像：1. 骨化的锤砧关节及钙化斑片；2. 被钙化灶包裹的砧镫关节，去除钙化灶后见砧骨长脚远端缺失，与术前 CTVR 显示一致；3. 钙化及骨化的锥隆起和鼓索；4. 中鼓室胆脂瘤，为残留的鼓膜代谢堆积生成；5. 钙化组织，位于中鼓室胆脂瘤和锤骨柄远端之间。H. 术中修复实时图像：1. 外耳道中段闭锁的膜性上皮组织，向前翻转覆盖磨除骨质后扩大的外耳道前壁；2. 带有软骨膜的耳甲腔软骨修薄后重建鼓膜，其内侧为钛质 PORP 连接镫骨头；3. 游离薄层皮瓣覆盖扩大的骨性外耳道后壁。

手术关键难点是清除钙化灶和骨化组织、胆脂瘤，钛质 PORP 重建听骨链，软骨重建鼓膜。

（刘 阳 赵丹珩）

第四章

外中耳先天性疾病

第一节　先天性外耳道狭窄闭锁

外耳道狭窄或者闭锁分为先天性和后天获得性，后天获得性多为外伤、感染或者医源性操作所致。由于胚胎发育来源的特性，先天性外耳道闭锁（congenital atresia of external acoustic meatus）是第1鳃沟发育异常所致，颞骨鼓部未能发育，导致乳突前壁（外耳道后壁）与颞下颌关节后壁（外耳道前壁）骨性融合，常伴有先天性耳郭畸形及中耳畸形，其单侧和双侧发病之比为4:1，可为家族性显性遗传，也可为其母亲妊娠期患疾病或使用药物而导致外耳道发育停滞。

外耳道狭窄或者闭锁术前诊断要点是外耳道狭窄或闭锁程度、乳突气化状态等，常规HRCT对此能够提供详细的临床信息。但是鼓室内听小骨是否存在畸形及畸形程度则是MPR和CTVR图像的最大优势，面神经是否存在畸形则可以通过面神经管MPR图像获得详细信息。

治疗的要点是外耳道成形与植皮、鼓室腔扩大与成形，术后关键是防止外耳道狭窄与肉芽形成。先天性外耳道闭锁的外耳道成形主要包括两种进路：①对于乳突广泛气化病例，经颞下颌关节后方、颅中窝底下方、筛区前方区域进路，即经颧弓根部进入上鼓室，到达中鼓室，再行鼓室成形，从而避免开放鼓窦及后方的巨大乳突气房；②对于乳突硬化或气化不良病例，经颞下颌关节后方、颅中窝底下方，下界经筛区和部分乳突腔向内打开闭锁板，经上鼓室到达中鼓室，即类似乳突根治术腔，再行鼓室成形术，新形成的外耳道前壁即颞下颌关节后壁。

病例1

【病史回顾】　患者男性儿童，自幼先天性右侧外耳道狭窄，听力检查正常，骨-气导差40dB。

【病例要点】

- **影像学检查**：提示右侧乳突气化好，中鼓室存在、听骨链结构明确。
- **手术策略**：扩大外耳道，探查鼓室，游离植皮修复外耳道，防止再次狭窄。

图 4-1-1　先天性外耳道狭窄影像学表现和术中所见

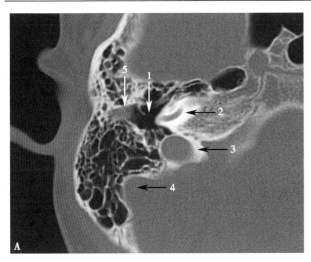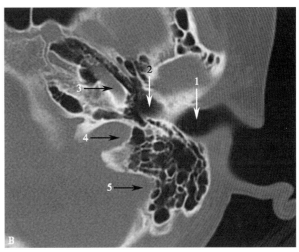

A. 患侧轴位 HRCT 图像（右）：1. 鼓室腔；2. 耳蜗底转；3. 颈静脉球；4. 乙状窦；5. 外耳道骨性闭锁内侧软组织。B. 健侧轴位 HRCT 图像（左，与 A 图为同一层面）：1. 外耳道；2. 鼓室腔；3. 颈内动脉；4. 颈静脉球；5. 乙状窦。

轴位 HRCT 可见双侧乳突气化好，由于患侧外耳道狭窄，此平面未显示骨性外耳道，但在外耳道平面靠近鼓室的区域有软组织充填，且患侧鼓室发育好、空间合理，内耳未见明确畸形。

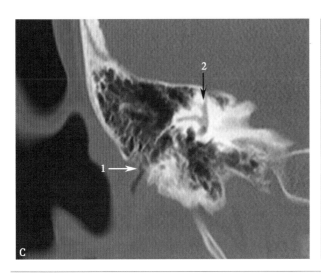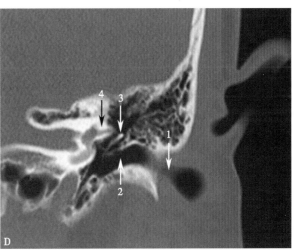

C. 患侧冠状位 HRCT 图像（右）：1. 狭窄的外耳道及其内软组织影；2. 前半规管。D. 健侧冠状位 HRCT 图像（左）：1. 外耳道软骨段；2. 外耳道骨性段；3. 砧骨；4. 外半规管。

冠状位 HRCT 可见双侧乳突气化好，患侧外耳道狭窄，其内可见软组织影充填。

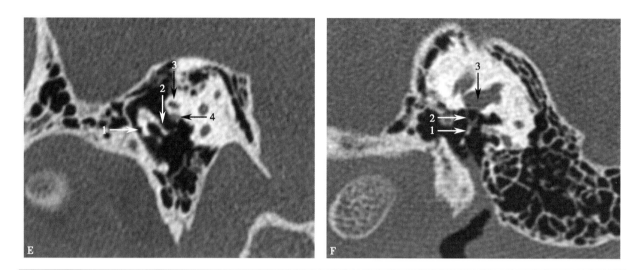

E. 锤砧骨 MPR 图像：1. 锤骨柄；2. 砧骨长脚；3. 外半规管；4. 面神经。F. 镫骨 MPR 图像：1. 砧镫关节；2. 镫骨上结构；3. 前庭池。

MPR 技术清晰地还原了听骨链的形态，可见听小骨轮廓正常，患侧锤骨柄略短，镫骨结构清晰，面神经走行无畸形。

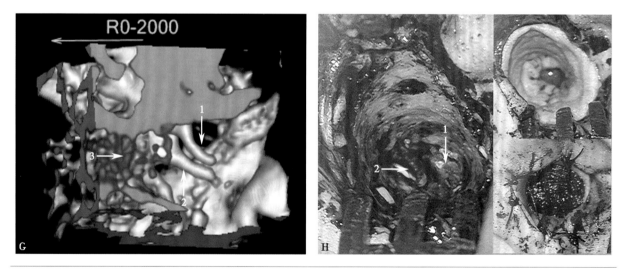

G. CTVR 三维图像：1. 锤骨柄；2. 砧骨长脚；3. 外耳道内软组织影，提示听骨链完整，接近鼓室处可见软组织影。H. 术中实时图像：1. 鼓膜；2. 锤骨柄。

术中于颞下颌关节后方、颅中窝底下方、筛区前方为区域，定位并扩大外耳道，清理其内软组织，见鼓膜存在并完整，探查听骨链活动，逐加强鼓膜修补后，游离皮片袖套状修复（如 H 图右上小图所示），外侧缝合后，碘仿纱条填塞外耳道（如 H 图右下小图所示）。

病例2

【病史回顾】 患者女性学龄期儿童,因自出生后左侧外耳道闭锁入院,拟接受手术治疗。

【病例要点】

- **影像学检查**:术前CT检查左侧外耳道闭锁,CTVR图像显示左侧锤骨柄形态欠佳。

- **手术策略**:左侧外耳道成形术 + 左侧鼓室成形术 + 右侧腹股沟取皮术。

图 4-1-2 先天性外耳道闭锁影像学表现和术中所见

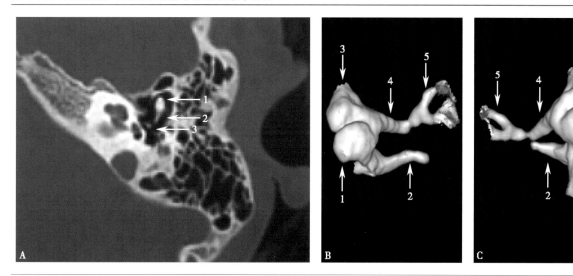

A. 轴位 HRCT 图像:1. 锤骨头;2. 砧骨长脚;3. 镫骨。B. 健侧 CTVR 三维图像(右)。C. 患侧 CTVR 三维图像(左由上鼓室向鼓岬方向观察,左右侧为同一观察角度):1. 锤骨头;2. 锤骨柄;3. 砧骨短脚;4. 砧骨长脚;5. 镫骨。可见听骨链形态失常、锤骨柄短小。

轴位 HRCT 图像显示左侧鼓室腔稍狭小,听骨链完整,但未能显示详细结构。

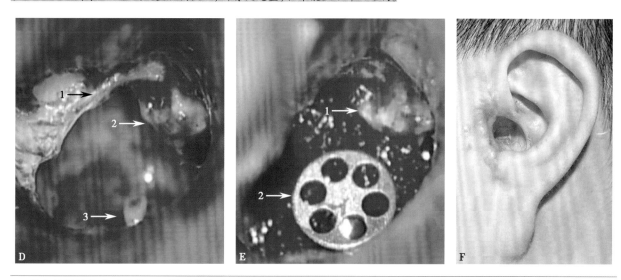

D. 术中暴露鼓室实时图像:1. 外耳道前壁;2. 锤骨、砧骨融合畸形;3. 镫骨头。E. 术中重建听骨链实时图像:1. 锤骨、砧骨融合;2. PORP。F. 外耳道重建术后外耳道通畅。

该病例手术进路区域为颞下颌关节后方、颅中窝底下方、筛区前方区域,定位并扩大外耳道,进入上鼓室,到达中鼓室。术中见锤骨、砧骨融合畸形,与镫骨无连接,植入 PORP 连接镫骨头与重建的鼓膜,耳甲腔软骨片置于 PORP 表面与锤骨柄之间,腹股沟取薄层皮片植入外耳道。

病例 3

【病史回顾】　患者女性青春期儿童,因左侧先天性小耳畸形、外耳道闭锁入院。

【病例要点】

· **影像学检查**:提示左侧乳突硬化型,中鼓室存在,听骨链畸形、发育不良。

· **手术策略**:重建外耳道、鼓室,游离植皮修复外耳道。

图 4-1-3　先天性外耳道狭窄影像学表现和术中所见

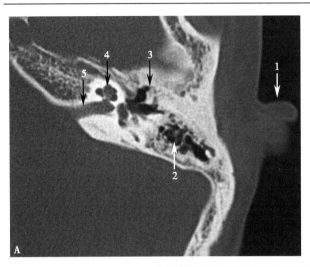
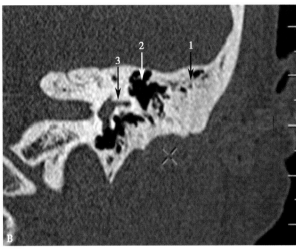

A. 轴位 HRCT 图像:1. 畸形的耳郭;2. 硬化的乳突;3. 融合的听小骨;4. 耳蜗顶转;5. 内耳道。B. 冠状位 HRCT 图像:1. 硬化的乳突;2. 上鼓室;3. 外半规管。

常规 HRCT 检查可见左侧乳突为硬化型,外耳道没有发育,上鼓室内可见畸形的听小骨,无法辨认细节,耳蜗、半规管及听神经未见异常。

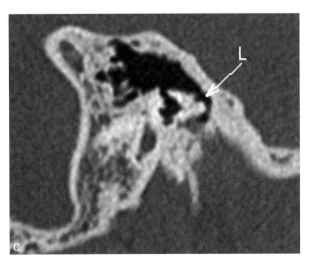
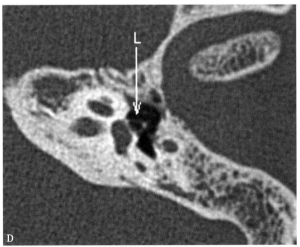

C. 锤砧骨 MPR 图像:L. 未发育完全的锤砧骨融合体。D. 镫骨层面 MPR 图像:L. 镫骨。

MPR 图像提示锤砧骨未完全发育,融合为一体,无法辨认细节。由于在胚胎发育中来源的不同(上鼓室内锤砧骨来自第 1 鳃弓的 Meckel 软骨,中鼓室内听小骨结构如镫骨来自第 2 鳃弓的 Reichert 软骨),镫骨轮廓尚清晰,但是前后脚均较纤细,镫骨头略小。

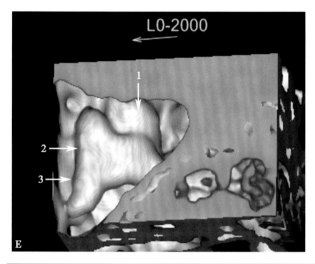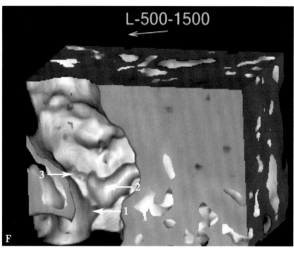

E. CTVR 三维图像（显示畸形锤砧骨）：1. 锤骨头；2. 砧骨体；3. 发育不良的砧骨长脚骨性结构。F. CTVR 三维图像（显示砧镫关节）：1. 锥隆起；2. 镫骨上畸形骨性结构；3. 未发育的砧镫关节。

三维影像进一步显示患侧听小骨轮廓，锤砧骨呈融合的骨性结构，与周边骨质界限不清，镫骨前后脚显示纤细、不清。

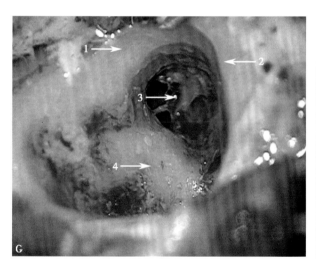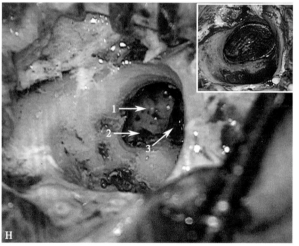

G. 术中实时图像：1. 颞下颌关节后壁；2. 鼓室盖；3. 畸形的听小骨；4. 硬化型乳突腔，术中以颞下颌关节后壁为前界，颅中窝底（上鼓室盖）为上界，乳突底为后界顺序开放乳突鼓窦—上鼓室—中鼓室，可见畸形的听小骨及其内的鼓室腔。
H. 术中实时图像：1. 鼓室腔 2. 锥隆起；3. 正常面神经管。

进入中鼓室，去除未发育锤砧骨骨性结构及纤细前后脚样结构，暴露镫骨足板区域，前庭窗为骨性闭锁，未予开窗，以颞肌筋膜覆盖鼓室重建鼓膜（如 H 图中小图所示），游离皮片覆盖外耳道。

病例4

【病史回顾】 患者青春期男性，因左侧先天性外耳道闭锁入院。纯音听阈测试示左耳骨-气导差为50dB，右耳听力正常。

【病例要点】

* **影像学检查**：提示左侧为气化型，中鼓室存在，听骨链畸形、发育不良。
* **手术策略**：重建外耳道、鼓室，游离植皮修复外耳道。

图4-1-4　先天性外耳道狭窄影像学表现和术中所见

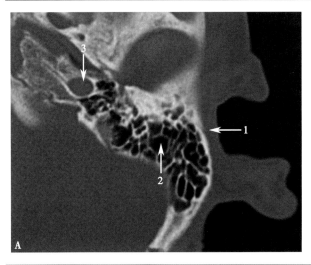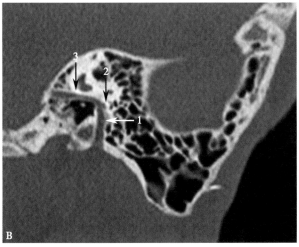

A. 患侧轴位HRCT图像：1. 闭锁的外耳道；2. 乳突腔；3. 颈内动脉管。B. 面神经管MPR图像：1. 面神经垂直段；2. 面神经锥曲段；3. 面神经水平段

常规HRCT可见左侧乳突气化良好，外耳道闭锁。MPR图像提示面神经走行正常，骨管无缺损。

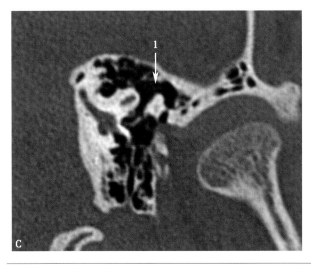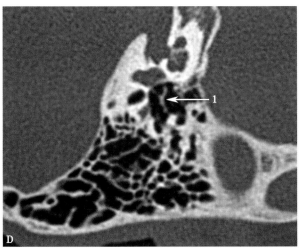

C. 锤砧骨MPR图像：1. 未发育完全的锤砧骨轮廓。D. 镫骨MPR图像：1. 镫骨。

锤砧骨未完全发育，融合为一体，无法辨认其细节。由于在胚胎发育中来源的不同，镫骨轮廓尚清晰，但是后脚较纤细。

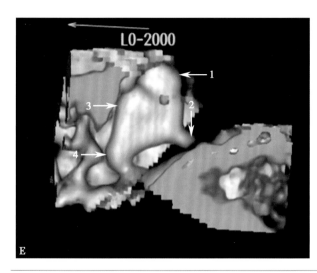
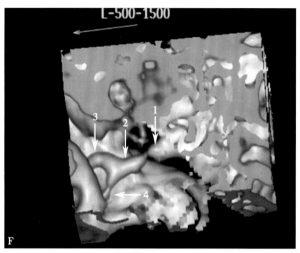

E. CTVR 三维图像（显示患侧畸形听骨链）：1. 锤骨头；2. 砧骨短脚；3. 砧骨体；4. 砧骨长脚及豆状突。F. CTVR 三维图像：1. 砧骨长脚；2. 镫骨头；3. 镫骨前脚；4. 镫骨后脚。

CTVR 三维图像提示锤砧骨融合，砧骨基本轮廓存在，砧骨长脚于镫骨头之间为软组织连接，镫骨结构完整，后脚纤细。

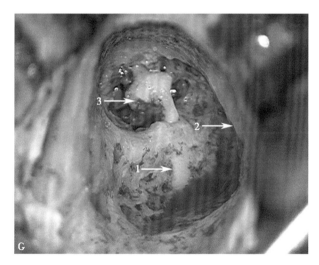
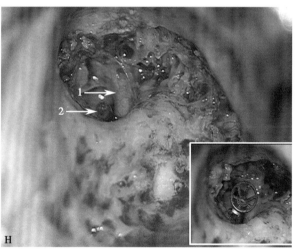

G. 术中实时图像：1. 乳突腔；2. 鼓室盖；3. 畸形的听小骨。H. 术中听力重建实时图像：1. 低垂的面神经水平段，骨管内侧缺失；2. 镫骨头。

术中以颞下颌关节后壁为前界，颅中窝底（上鼓室盖）为上界，乳突底为后界打开乳突，经鼓窦、上鼓室进入中鼓室，可见畸形的听小骨及其内的鼓室腔。去除残余听小骨，进入鼓室腔，见面神经暴露、低垂，但未遮挡镫骨，PORP 重建听骨链（如 H 图右下小图所示），颞肌筋膜重建鼓膜，游离皮片覆盖外耳道。

（刘　阳）

第二节 先天性中耳胆脂瘤

本组病例所描述的先天性中耳胆脂瘤特指鼓膜完整、传导性听力损失、A 型鼓室图的一组疾病，这一部位的胆脂瘤最先由 Derlacki（1965）及 Levenson（1986）描述，通常是胚胎期外胚层上皮组织遗留于颞骨内发展而成的角化上皮。通常的学术观点认为胆脂瘤沿听小骨内侧向后生长至中鼓室后上方，初期多破坏砧镫关节、镫骨上结构，表现为鼓膜完整的传导性听力损失。但根据作者的临床观察研究，可能在胚胎期 Meckel 小囊上皮组织残留于听小骨内侧，阻碍了由 Reichert 软骨发育而来的砧骨长脚和镫骨上结构的形成，即同时伴有听骨链畸形。常规轴位 HRCT 及冠状位可见中后鼓室内包裹听小骨、边界清晰的软组织密度增高影，在 MRI 影像可进一步明确。因患者通常以听力下降为主诉就诊，因此，术前明确诊断听骨链破坏部位及其与面神经的关系尤为重要，而 MPR 二维影像及 CTVR 三维图像则更显优势，能够清晰地显示听小骨破坏程度和缺失部位，从而制订手术策略。手术重点在于清除病灶后的鼓室成形和听力重建。

病例 1

【病史回顾】 患者青春期男性，发现右耳听力下降 3 年入院。入院检查见双耳鼓膜完整。听力学检查右耳为传导性听力损失，骨 - 气导差 40dB，鼓室图为 A 型，盖莱试验阴性。

【病例要点】

• 影像学检查：砧骨长脚缺失，镫骨上结构缺失，该区域为软组织病变，判断听骨链缺如与先天性胆脂瘤并存。

• 手术策略：以钛质 TORP 重建听骨链。

图 4-2-1 先天性中耳胆脂瘤（伴听骨链中断）影像学表现和术中所见

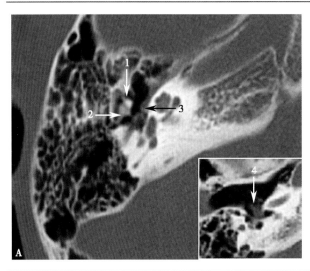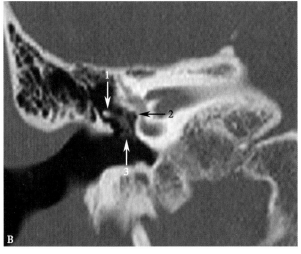

A. 轴位 HRCT 图像：1. 锤骨头；2. 砧骨体和短脚；3. 鼓室内胆脂瘤软组织影，位于面神经鼓室段后部；4. 局部放大的后鼓室胆脂瘤影。B. 冠状位 HRCT 图像：1. 砧骨体；2. 镫骨足板；3. 鼓室内胆脂瘤软组织影。

常规 HRCT 可以发现鼓室内软组织影，而乳突、鼓窦均正常，手术策略为鼓室内清除病变，但听小骨病理状态信息不够详尽。

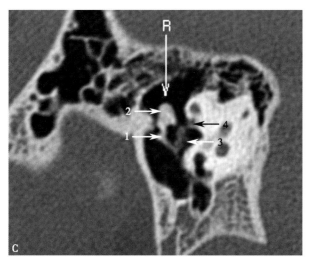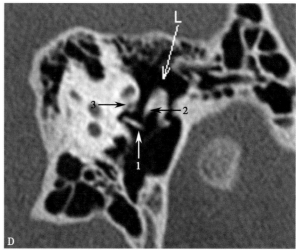

C. 锤砧骨 MPR 图像（右）：1. 锤骨；2. 砧骨体；3. 鼓室内软组织影，为胆脂瘤组织；4. 面神经管；R. 原 CT 中标识符，表示右侧砧骨。D. 左侧正常锤砧骨 MPR 图像对照：1. 镫骨上结构；2. 砧骨长脚；3. 面神经管；L. 原 CT 中标识符，表示左侧砧骨。

C 图显示胆脂瘤组织位于锤骨柄、面神经管和前庭窗之间，砧骨长脚消失，镫骨上结构消失。D 图完整显示听骨链、锤砧关节、砧镫关节，面神经管鼓室段横断面位于外半规管下方，为正常位置。

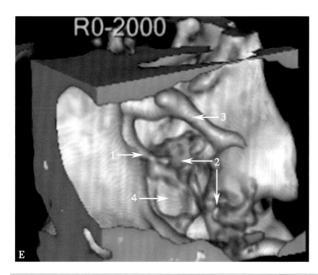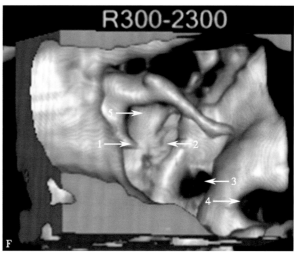

E. 鼓室听骨链 CTVR 三维图像：1. 砧骨长脚断端；2. 胆脂瘤，红色表示胆脂瘤及软组织，位于面神经鼓室段后部、镫骨区域、后鼓室处；3. 锤骨柄；4. 滤除外耳道后上骨质后暴露的面神经隐窝。F. 听骨链 CTVR 三维图像（与图像 E 同一区域和观察角度，滤除胆脂瘤软组织图像，显示被胆脂瘤包裹的结构）：1. 砧骨长脚断端；2. 面神经管，骨质菲薄，重建图像中间段显示出软组织影；3. 前庭窗，镫骨上结构消失；4. 蜗窗龛；5. 匙突。

CTVR 在本病例的最大优势是通过阈值滤过技术，术前即提供了砧骨、镫骨、面神经的精准病理信息：砧骨长脚中断，镫骨上结构缺失，该区域为胆脂瘤组织。

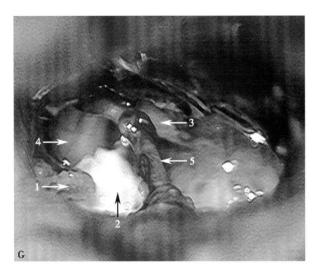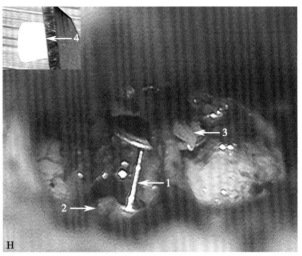

G. 术中暴露病变实时图像:1. 外耳道后上畸形骨质;2. 局限性胆脂瘤;3. 锤骨柄;4. 面神经管;5. 鼓索。H. 术中听力重建实时图像:1. 钛质 TORP;2. 镫骨足板;3. TORP 顶盘与锤骨柄之间的软骨片;4. 软骨切取方法,在压舌板上以 11 号刀片切去 2mm×3mm×0.3mm 软骨片。

术中所见与术前影像诊断完全一致,砧骨长脚中断,镫骨上结构缺失,该区域为胆脂瘤组织,术中以钛质 TORP 重建听骨链。

病例 2

【病史回顾】 患者男性学龄期儿童,3 个月前被诊断为分泌性中耳炎,1 个月前鼓膜切开术中发现局部胆脂瘤入院。入院检可见鼓膜完整,鼓室图为 B 型,盖莱试验阴性。

【病例要点】

· **影像学检查**:砧骨长脚、镫骨上结构缺失,后鼓室、鼓窦区域为胆脂瘤组织。

· **手术策略**:因儿童术后换药困难,故手术保持外耳道形态,行完璧式乳突切开,经面隐窝进入后鼓室,以钛质 TORP 重建听骨链。

图 4-2-2　先天性中耳胆脂瘤（伴听骨链中断）影像学表现和术中所见

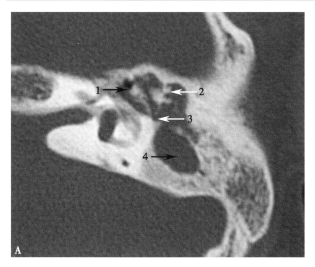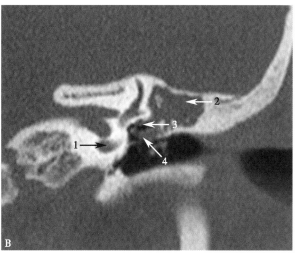

A. 轴位 HRCT 图像：1. 上鼓室内听小骨（锤骨头），被包埋在软组织中；2. 上鼓室内钙化及软组织影；3. 砧骨短脚，位于砧骨窝内，被软组织包埋；4. 乳突内软组织病变影。B. 冠状位 HRCT 图像：1. 耳蜗底转鼓阶；2. 上鼓室内钙化及软组织影；3. 面神经管，位于外半规管下方；4. 鼓室内软组织病变，前庭窗区域未见镫骨上结构。

常规 HRCT 可以发现上鼓室、鼓窦、乳突内病变，手术策略为完壁式乳突切开，但听小骨的病变情况显示不够详尽。

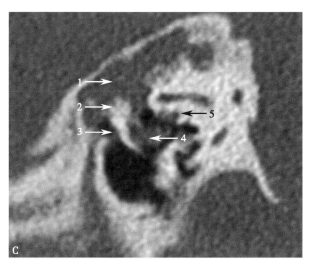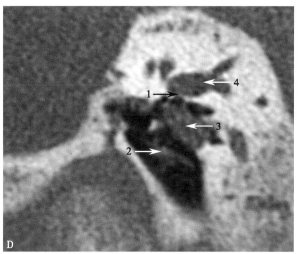

C. 锤砧骨 MPR 图像：1. 上鼓室内软组织病变影；2. 砧骨体；3. 锤骨，与正常的上鼓室外侧壁（盾板）之间留有间隙，且松弛部鼓膜良好，提示胆脂瘤并非后天形成；4. 后鼓室前庭窗区域胆脂瘤病变组织，图中可见砧骨长脚缺失，镫骨上结构缺失；5. 面神经管，位于外半规管下方。D. 镫骨前庭窗 MPR 图像：1. 镫骨足板；2. 鼓膜，局部增厚；3. 前庭窗区域胆脂瘤病变软组织影；4. 前庭池。

C、D 图显示胆脂瘤组织位于锤骨柄、面神经管和前庭窗之间，砧骨长脚消失，镫骨上结构消失。

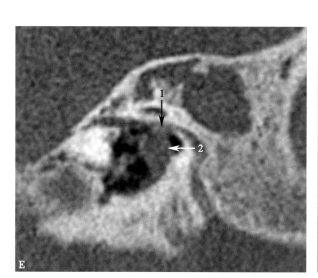

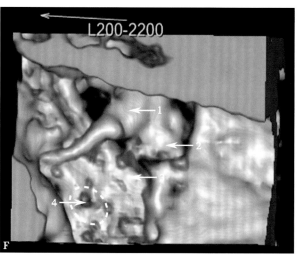

E. 面神经管 MPR 图像：1. 面神经鼓室段，与后鼓室内胆脂瘤组织相接，骨组织可能破坏；2. 后鼓室内胆脂瘤软组织病变，这一层显示的面神经鼓室段，因骨管很薄及 CT 分辨率所限，与周围软组织相接但不一定都能显示骨管是否被破坏。
F. CTVR 三维图像（滤除后鼓室前庭窗区域软组织影，暴露听骨链）：1. 锤骨头；2. 残余砧骨体；3. 面神经鼓室段，显示骨管完整；4. 白色虚线圈为镫骨足板区域。

重建的三维图像提示听骨链不完整，砧骨长脚消失，镫骨上结构消失。

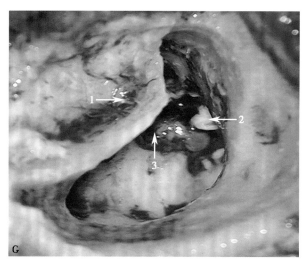

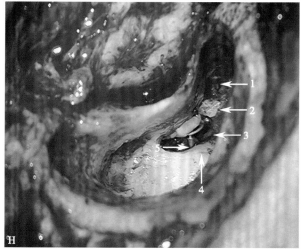

G. 术中暴露病变实时图像：1. 外耳道皮肤，保持原位，未予分离；2. 鼓窦区域胆脂瘤组织；3. 去除砧骨托后向下开放面隐窝，此处为胆脂瘤和肉芽组织，砧骨仅有部分体部，镫骨上结构缺失。H. 术中暴露病变实时图像：1. 上鼓室前隐窝，为肉芽组织；2. 锤骨小头；3. 面神经管完整，无走行异常；4. 外半规管；5. 经面隐窝以钛质 TORP 连接镫骨足板和锤骨柄。

手术策略为完璧式乳突切开，因外耳道较窄且患者为儿童，故未经外耳道进入鼓室，而选择经面隐窝进入后鼓室清除病变，再以钛质 TORP 重建听力。

病例 3

【病史回顾】 患者女性学龄期儿童，发现右耳听力下降 1 年入院。入院检查见外耳道、鼓膜正常，纯音听阈测试示骨 - 气导差 45dB，鼓室图为 A 型，盖莱试验阴性。

【病例要点】

* **影像学检查**：提示前庭窗区域软组织影，砧骨长脚及镫骨上结构消失。

* **手术策略**：清除病变、重建听骨链。

图 4-2-3　先天性中耳胆脂瘤（伴听骨链中断）影像学表现和术中所见

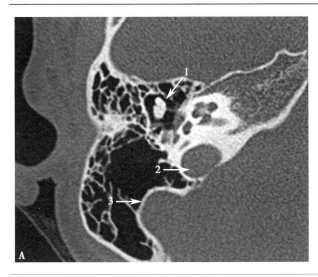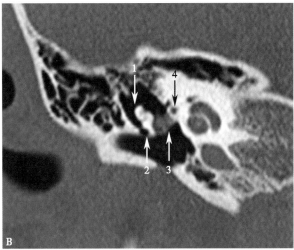

A. 轴位 HRCT 图像：1. 锤砧关节；2. 颈静脉球；3. 乙状窦。B. 冠状位 HRCT 图像：1. 镫骨头；2. 砧骨；3. 胆脂瘤软组织影，位于砧骨长脚和面神经管之间；4. 面神经管。

常规 HRCT 片可见乳突气化良好，凸显乙状窦前移，颈静脉球高位，上乳突、鼓窦、上鼓室内均含气良好，未见异常；砧骨内侧为一孤立低密度影，考虑先天性胆脂瘤，镫骨未见显示。

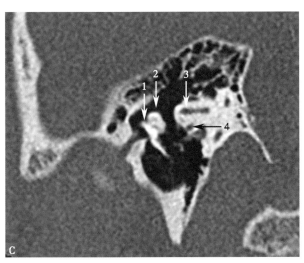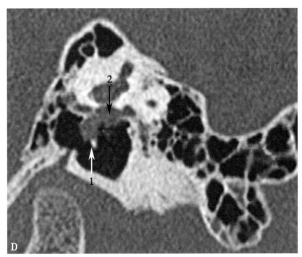

C. 锤砧骨 MPR 图像：1. 锤骨；2. 砧骨体；3. 外半规管；4. 面神经管。D. 镫骨 MPR 图像：1. 镫骨上结构（镫骨头）；2. 前庭池。

C 图中可见锤骨结构完整，砧骨体轮廓存在，砧骨长脚消失，面神经管完整，且位于前庭窗上方，无遮窗、走行基本正常。D 图中见镫骨结构消失，被软组织影取代，上方仅遗留镫骨头。

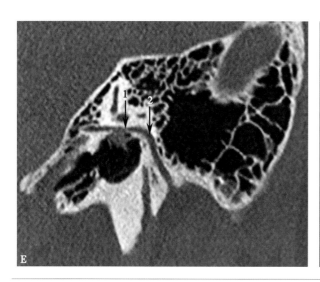

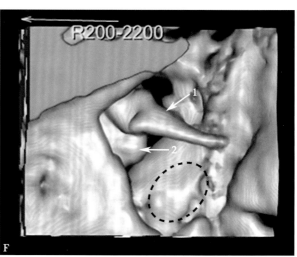

E. 面神经管 MPR 图像：1. 面神经鼓室段；2. 面神经锥段，可见鼓室段面神经管不完整，与软组织影有接触。F. CTVR 三维图像：1. 锤骨；2. 砧骨体，图中黑色虚线圈表示该区域为胆脂瘤组织。

应用三维滤过技术去除后显示听骨链及周围骨性结构，听骨链结构中锤骨完整，砧骨仅残留砧骨体，其余结构消失。

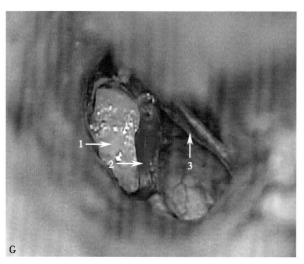

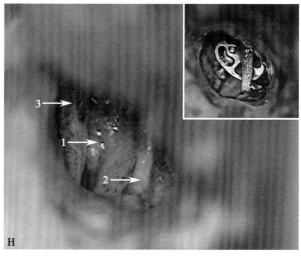

G. 术中暴露病变实时图像：1. 白色的胆脂瘤珠，位于鼓索下方、镫骨上方、锤骨柄后方、面神经管鼓室段表面、砧骨体下方；2. 鼓索；3. 鼓膜。H. 术中清除病变后听力重建实时图像：1. 镫骨足板；2. 鼓索；3. 面神经鼓室段，骨质缺失。

术中见镫骨上结构及砧骨长脚消失，清理后见镫骨足板活动好，植入钛质 TORP 恢复鼓膜与镫骨足板的连接（如 H 图右上小图所示）。

病例 4

【病史回顾】 患者青年女性,因自幼右耳听力较差入院手术。术前检查外耳道、鼓膜正常,纯音听阈测试示骨导听阈为 10dB HL、气导听阈为 55dB HL,鼓室图为 A 型,盖莱试验阴性。

【病例要点】

- **影像学检查**:提示异常密度影位于砧骨长脚、面神经鼓室段、镫骨之间。
- **手术策略**:清除胆脂瘤,PORP 重建听骨链。

图 4-2-4 先天性中耳胆脂瘤(伴听骨链中断)影像学及术中所见

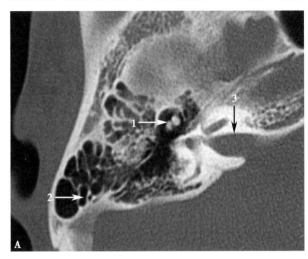
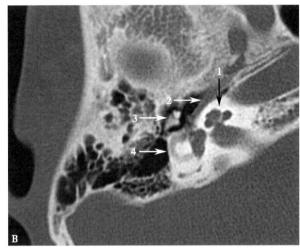

A. 轴位 HRCT 图像:1. 锤砧关节;2. 乳突气房;3. 内耳道。B. 轴位 HRCT 连续层面图像:1. 耳蜗;2. 鼓膜张肌;3. 锤砧关节;4. 外半规管。

HRCT 片可见乳突气化良好,上乳突、鼓窦、上鼓室内均含气良好,未见异常;锤砧关节形态可,其余结构未见显示。

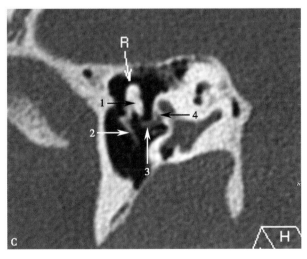
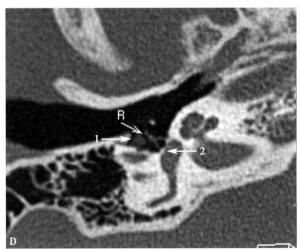

C. 锤砧骨 MPR 图像:1. 砧骨长脚;2. 锤骨柄;3. 胆脂瘤软组织影;4. 面神经管;R. 原图标识,指示右侧锤砧关节。
D. 镫骨 MPR 图像:1. 镫骨与后鼓室之间的胆脂瘤软组织;2. 正常镫骨足板;R. 原图标识,指示右侧镫骨上结构。

MPR 图中可见锤骨结构完整,砧骨体轮廓存在,砧骨长脚消失,镫骨结构完整,镫骨后方与砧骨长脚之间被软组织影充填,考虑为先天性胆脂瘤。

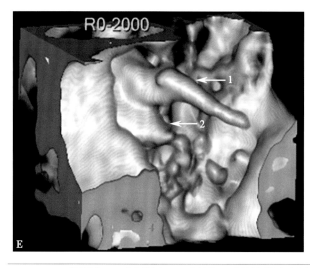

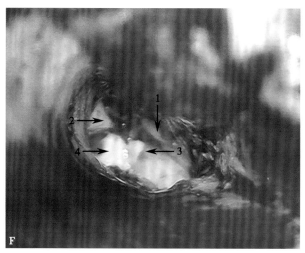

E. CTVR 三维图像；1. 锤骨柄；2. 砧骨体，听骨链结构中锤骨完整，可见砧骨体存在，砧骨长脚结构消失，下方可见红色异常密度影，因图像角度，镫骨上结构未完全显示。F. 术中暴露病变实时图像；1. 锤骨柄；2. 砧骨体；3. 镫骨上结构；4. 白色的胆脂瘤。

术前三维影像提供了听小骨的详细信息。

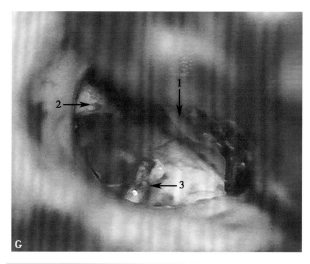

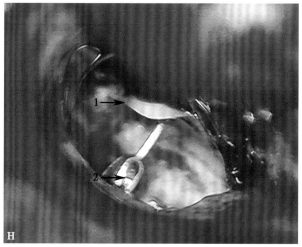

G. 术中清理胆脂瘤后所见实时图像；1. 锤骨柄；2. 砧骨体；3. 镫骨。H. 术中钛质 PORP 重建实时图像；1. PORP 顶盘于锤骨柄之间的软骨片；2. 被套于 PORP 爪钩内的镫骨头。

术中见胆脂瘤位于砧骨长脚、面神经、镫骨上结构之间区域，清理胆脂瘤后见镫骨上结构完整，去除残余砧骨，以 PORP 置于锤骨柄与镫骨头之间，恢复听骨链连接。

病例 5

【病史回顾】 患者男性学龄前期儿童，因自幼左耳听力较差入院手术。术前检查见外耳道、鼓膜正常，纯音听阈测试示骨-气导差为 45dB，鼓室图为 A 型，盖莱试验阴性。

【病例要点】

- **影像学检查**：砧骨长脚、镫骨上结构缺失，后鼓室区域为胆脂瘤组织。

- **手术策略**：因患者为儿童，外耳道较窄，且术后换药配合度较差，故保持外耳道形态完整，行完璧式乳突切开，经面隐窝进入后鼓室，以钛质 TORP 重建听骨链。

图 4-2-5　先天性中耳胆脂瘤（伴听骨链中断）影像学及术中所见

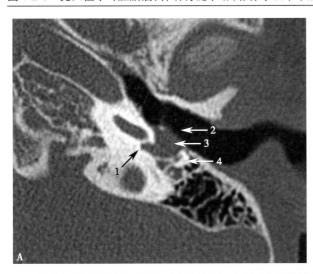
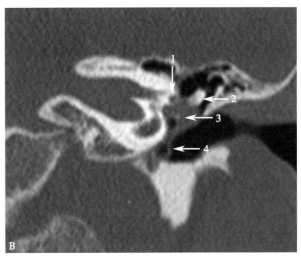

A. 轴位 HRCT 图像：1. 蜗窗龛；2. 残余听小骨；3. 后鼓室软组织影；4. 面神经管。B. 冠状位 HRCT 图像：1. 面神经管；2. 镫骨小头；3. 胆脂瘤软组织影，位于鼓膜和面神经管之间；4. 增厚的鼓膜。

常规 HRCT 可见乳突、鼓窦气化良好，未见病变。鼓室内可见软组织样密度影，听小骨部分被包埋，砧骨长脚骨质消失。

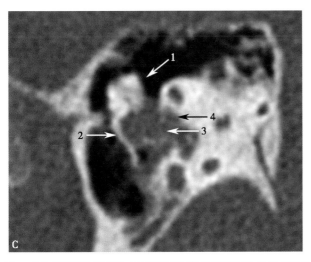
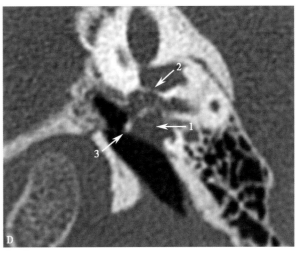

C. 锤砧骨 MPR 图像：1. 右侧锤砧关节砧骨体；2. 锤骨柄；3. 胆脂瘤软组织影；4. 面神经管。D. 镫骨 MPR 图像：1 前庭窗区域软组织影；2. 正常镫骨足板；3. 锤骨柄。

MPR 图像中可见锤骨结构完整，砧骨体轮廓存在，砧骨长脚消失，镫骨上结构模糊，镫骨与砧骨长脚位置被软组织影占据，考虑为先天性胆脂瘤。

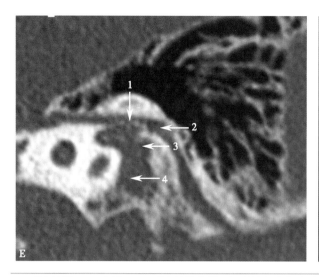 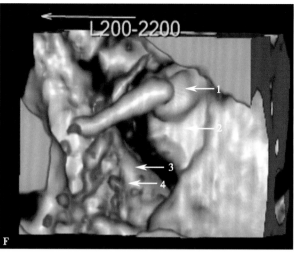

E. 面神经管 MPR 图像：1. 面神经鼓室段，与后鼓室内胆脂瘤组织相接，骨管连续性欠佳，但并不能就此判断鼓室段骨质破坏，是因为此段骨管很薄，受 CT 分辨率所限；2. 面神经锥曲段；3. 上鼓室内软组织，考虑胆脂瘤；4. 中鼓室内软组织，考虑胆脂瘤。F. CTVR 三维图像：1. 锤骨头；2. 残余砧骨体；3. 面神经鼓室段，显示骨管完整；4. 胆脂瘤。

CTVR 三维图像提示听骨链不完整，砧骨长脚消失，镫骨上结构消失。

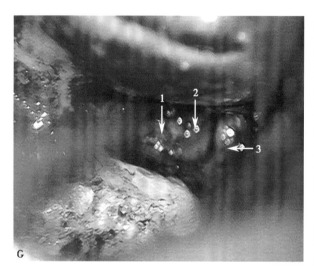 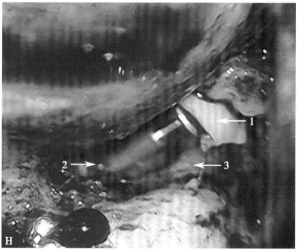

G. 术中清理后胆脂瘤所见实时图像：1. 镫骨足板下缘，清理胆脂瘤后所见的炎性组织；2. 镫骨足板；3. 面神经鼓室段。
H. 术中经面隐窝重建听骨链实时图像：1. TORP 顶盘与锤骨颈之间的软骨片；2. 镫骨足板；3. 面神经鼓室段。

术中见胆脂瘤位于砧骨长脚、面神经、镫骨上结构之间区域，清理胆脂瘤后见镫骨上结构及砧骨长脚消失，清理后见镫骨足板活动好，植入钛质 TORP 恢复鼓膜与镫骨足板的连接。

病例 6

【病史回顾】 患者男性儿童，因自幼左耳听力较差入院治疗。入院检查见外耳道、鼓膜正常。听力学检查示传导性听力损失，骨 - 气导差为 40dB，鼓室图为 A 型。

【病例要点】

- **影像学检查**：鼓膜完整，砧骨长脚、镫骨上结构缺失，后、上鼓室，鼓窦区域见胆脂瘤组织。
- **手术策略**：完壁式乳突切开鼓室成形，自体听小骨塑形后重建听骨链。

图 4-2-6　先天性中耳胆脂瘤（伴听骨链中断）影像学表现和术中所见

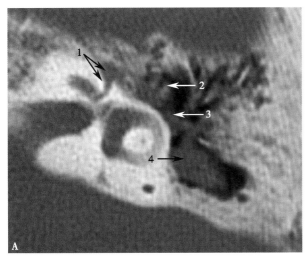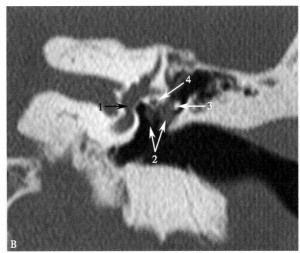

A. 轴位 HRCT 图像：1. 面神经迷路段和膝状神经节膨大部分；2. 残余听小骨，形态不清；3. 鼓室胆脂瘤软组织影；4. 鼓窦乳突区胆脂瘤影。B. 冠状位 HRCT 图像：1. 镫骨足板，密度较骨组织低，但考虑仍为正常，前庭窗无骨化闭锁；2. 中上鼓室之间胆脂瘤软组织影，位于畸形听小骨和面神经管之间；3. 残余听小骨，结构不清；4. 面神经管，骨质完整，位于外半规管下。

常规 HRCT 可见鼓窦、鼓室内软组织样密度影，听小骨结构不清，上鼓室外侧壁完整，结合鼓膜松弛部完整，提示先天性胆脂瘤。

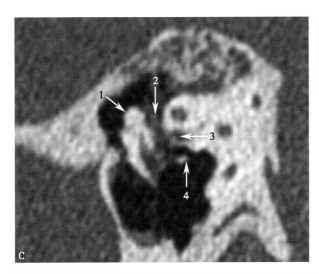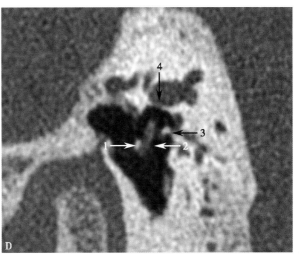

C. 锤砧骨 MPR 图像：1. 砧骨体，与锤骨融合，结构不清；2. 砧骨与面神经管、外半规管之间的胆脂瘤组织；3. 面神经管，骨质完整；4. 后鼓室附近异常骨质。D. 镫骨 MPR 图像：1. 残余锤骨柄；2. 听小骨与前庭窗之间胆脂瘤软组织；3. 后鼓室附近异常骨质；4. 镫骨足板，密度较骨质低，提示为正常软骨足板，前庭窗无骨化闭锁。

MPR 图像可见砧骨长脚消失，镫骨上结构消失，砧骨与面神经管、外半规管之间的胆脂瘤组织，提示先天性胆脂瘤，伴听骨链中断。

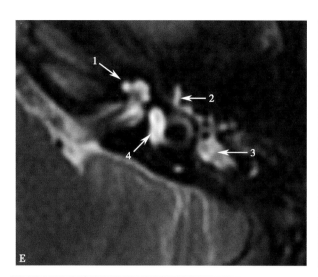

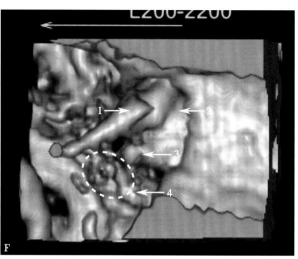

E. 轴位 MRI 的 T₂WI 像：1. 耳蜗底转；2. 后、上鼓室内长 T₂ 信号，提示胆脂瘤；3. 鼓窦乳突内长 T₂ 信号，提示胆脂瘤；4. 前庭池。F. CTVR 三维图像：1. 锤骨外侧突；2. 残余砧骨体；3. 中断的砧骨长脚；4. 白色虚线圈，为镫骨位置，未显示，暗红色部分提示该区域为软组织占据。

三维图像提示砧骨长脚消失，镫骨上结构消失，前庭窗镫骨区域为软组织，MRI 检查可进一步提示胆脂瘤。

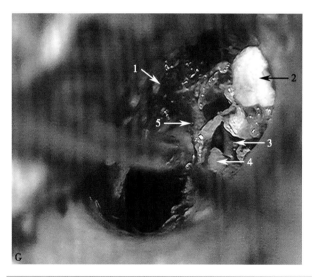

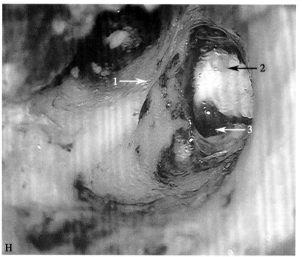

G. 术中实时图像（进入鼓室，去除鼓索附着的骨质，暴露后鼓室和上鼓室）：1. 翻起的外耳道皮肤-鼓膜瓣；2. 后鼓室和上鼓室内胆脂瘤组织；3. 胆脂瘤下方的镫骨足板；4. 位于锥隆起上缘的残留畸形骨组织；5. 鼓索。H. 术中实时图像（打开乳突，保持外耳道后壁、鼓窦侧壁和上鼓室外侧壁完整）：1. 外耳道后壁；2. 鼓窦处局限性胆脂瘤；3. 鼓窦底壁，与胆脂瘤界限清楚。

术中所见：胆脂瘤位于砧骨长脚、面神经、镫骨上结构之间区域，镫骨上结构及砧骨长脚消失，镫骨足板活动好。听小骨重建策略：取自体残余畸形砧骨塑形后在鼓膜与镫骨足板之间建立连接。

（刘　阳）

第三节 先天性中耳畸形

广义的外中耳畸形包括耳郭畸形、外耳道畸形和中耳畸形。本书介绍的病例均出自作者近期发表的论文，为非综合征型中耳畸形，即以单纯听骨链畸形为主要病变的病例。主要表现为外耳道、鼓膜正常，听力学检查表现为传导性听力损失，鼓室图为 A 型。关于听小骨的胚胎发育包括两大主流观点：传统观点认为第 1 鳃弓的 Meckel 软骨发育成锤骨和砧骨，第 2 鳃弓的 Reichert 软骨发育成镫骨；现代广泛接受的观点认为第 1 鳃弓内的 Meckel 软骨发育成位于上鼓室内的砧骨短脚、砧骨体和锤骨小头，第 2 鳃弓的 Reichert 软骨发育成位于中鼓室内的锤骨柄、砧骨长脚和镫骨。

笔者借鉴中华医学会《中耳炎临床分类和手术分型指南（2012）》的分类观点，在团队诊疗病例基础上，综合国内外文献，对现有听骨链畸形进行了分类介绍（详见表 4-3-1 ~ 表 4-3-3）：Ⅰ型为镫骨足板活动，Ⅰa 型为镫骨上结构正常的听骨链畸形，Ⅰb 型为镫骨上结构不正常的听骨链畸形；Ⅱ型为镫骨足板固定，Ⅱa 型为听骨链正常，Ⅱb 型为听骨链畸形；Ⅲ型为前庭窗骨性闭锁或未发育，或伴蜗窗闭锁。其中Ⅱ型、Ⅲ型可伴有面神经畸形。目的是力图简化中耳畸形分类并与指南相关内容（如听力重建）趋于一致，旨在便于耳科医师理解掌握并更适合现代耳显微外科技术的发展，本节即按上诉分类介绍。

表 4-3-1 笔者团队 37 耳（36 例）先天性中耳畸形患者畸形状态归类统计

分类		耳数	镫骨上结构畸形团块、足弓缺损	砧镫关节固定、中断、软性连接	砧骨长脚畸形缺失、纤细团块	锤砧关节融合固定	锤骨融合、固定、缺失	面神经管骨质缺失、走行异常	听骨链重建方式（耳数）
Ⅰ	Ⅰa	6	0	6	3	2	1	1（面神经裸露）	PORP（6）
	Ⅰb	14	14	14	12	4	0	2（1 耳面神经裸露）	TORP（14）
Ⅱ	Ⅱa	2	0	0	0	0	0	0	Piston（2）
	Ⅱb	3	3	2	0	0	0	0	Piston（2）、TORP（1）
Ⅲ		12	12	12	9	2	0	12	前庭开窗 Piston（3）、鼓岬开窗 TORP（4）、放弃重建（5）
合计		37	29	34	24	8	1	15	

资料来源：刘阳，赵丹珩，林勇生. 先天性中耳畸形临床分析及分类探讨. 中华耳鼻咽喉头颈外科杂志. 2019，54（7）：481-488。

表4-3-2 1982—2017年先天性中耳畸形中文文献22篇451例病例(耳)统计结果

分类		耳数	镫骨上结构			砧镫关节			砧骨			锤骨			面神经管			听骨链重建方式(耳数)
			病变	正常	未报	病变	正常	未报	病变	正常	未报	病变	正常	未报	病变	正常	未报	
I	Ia	113	4	109	0	64	49	0	84	29	0	31	82	0	0	113	0	未报告(20)、听骨链松解28、自体听小骨+PORP(5)、PORP(60)
	Ib	121	121	0	0	76	0	45	57	19	45	1	120	0	2	119	0	未报告(25)、TORP(55)、TORP(16)、PORP(25)
II	IIa	22	0	22	0	0	22	0	0	22	0	0	22	0	0	22	0	Piston(20)、镫骨足板攒动(2)
	IIb	60	59	1	0	50	10	0	45	15	0	6	54	0	5	55	0	未报告(4)、Piston重建(51)、人工听小骨钢丝脂肪(4)、镫骨足板攒动+TORP(1)
	II?	43	0	0	43	0	0	43	0	0	43	0	0	43	0	43	0	未报告(19)、足板切除+自体TORP(21)、足板攒动+TORP(3)
III		92	67	3	22	67	3	22	65	5	22	34	58	0	43	24	25	未报告(22)、Piston重建(19)、自体软骨(1)、TORP(12)、钢丝脂肪球(1)、自体听小骨+TORP(13)、半规管开窗(4)、鼓岬开窗+TORP(3)、放弃重建(17)
合计		451	251	135	65	257	84	110	251	90	110	72	336	43	50	376	25	

资料来源: 刘阳,赵丹珩,林勇生. 先天性中耳畸形临床分析及分类探讨. 中华耳鼻咽喉头颈外科杂志. 2019,54(7): 481-488.

表 4-3-3　2000—2017 年先天性中耳畸形英文文献 41 篇 662 例（耳）统计结果

分类		耳数（百分比）	镫骨上结构		砧骨		锤骨		面神经管		听骨链重建方式（耳数）
			病变	正常	病变	正常	病变	正常	病变	正常	
I	I a	113（17.1%）	5	108	64	49	40	73	3	110	未报告（33），听骨链松解（13），鼓膜 - 镫骨小头连接（58），Teflon-TORP（5），Teflon Piston 重建（1），改良型赝复体（2），砧镫关节假体羟基磷灰石骨水泥（1）
	I b	69（10.4%）	69	0	51	18	15	54	4	65	未报告（31），放弃重建（1），镫骨撼动（1），鼓膜 - 镫骨足板重建（22），鼓膜 - 残余镫骨上结构连接（14）
II	II a	160（24.2%）	0	160	0	160	0	160	1	159	未报告（48），镫骨撼动（4），镫骨足板造孔连接（108）
	II b	131（19.8%）	91	40	76	55	22	109	13	118	未报告（10），放弃重建（3），自体骨重建（5），Teflon-TORP（1），Teflon 轴重建（1），镫骨足板造孔连接（111）
III		189（28.5%）	172	17	127	62	44	145	129	60（7）*	未报告（12），放弃重建（13），前庭镫骨足板开窗（11），前庭镫骨足板开窗（139），BAHA（4），蜗窗 FMT（5），半规管开窗（3），鼓岬开窗（1），前庭阶开窗 + TORP（1），前庭阶开窗 + Piston 重建（1）
合计		662	337	325	318	344	121	541	150	512	

资料来源：YANG F, LIU Y. Reporting and description for congenital middle ear malformations to facilitate surgical management. Ann OtolRhinolLaryngol. 2018, 127（10）: 717-725.

注：* 指 60 耳中有 7 耳未报告。

一、镫骨足板活动的听骨链畸形

胚胎发育第15周左右，第1鳃弓内的Meckel软骨发育成砧骨短脚、砧骨体、锤骨小头等上鼓室内的听小骨，如果上鼓室气化不良或Meckel软骨不能完全吸收，则导致的听小骨畸形主要表现为锤砧关节融合固定、砧骨体锤骨小头与上鼓室骨质相融合连接；第2鳃弓的Reichert软骨发育成锤骨柄、砧骨长脚、镫骨上结构、镫骨足板等中鼓室内的听小骨，Reichert软骨发育不良导致的畸形主要表现以砧骨长脚和镫骨上结构的缺失为主。因此，由Meckel软骨和Reichert软骨发育导致的畸形可归纳为Ⅰ型，共同特点是镫骨足板活动，听骨链各部位可出现单独或合并畸形，包括锤骨小头固定、砧骨体固定、锤砧关节固定、砧骨长脚缺如、砧镫骨软性连接、砧镫关节中断、孤立的豆状突、镫骨上结构与邻近结构的骨性条索状连接、镫骨上结构的缺失团块等。偶见面神经鼓室段低垂，挤压镫骨上结构。根据现代外科重建技术可进一步分型：镫骨上结构正常可列为Ⅰa型，以PORP重建听骨链；镫骨上结构畸形可列为Ⅰb型，以TORP重建听骨链。

在听小骨的CT显示中，常规HRCT能够提示听骨链畸形，但并不能很好显示更多精细结构。MPR及CTVR图像则能够很好地显示畸形的听小骨精细结构，特别是镫骨前、后脚在MPR图像中显示得更为清晰。在听力重建的外科手术中，Ⅰa型可按鼓室成形Ⅱ型完成，Ⅰb型则可按Ⅲ型完成。

病例1

【病史回顾】　患者青年女性，因自幼左耳听力较差入院手术治疗。入院检查见左耳鼓膜外耳道正常，传导性听力损失，鼓室图为A型，盖莱试验阴性。

【病例要点】

• **影像学检查**：提示镫骨上结构存在但宽大。

• **手术策略**：PORP重建听骨链。

图4-3-1　先天性听骨链畸形（Ⅰa型，镫骨足板活动）影像学表现和术中所见

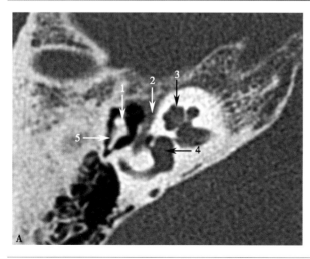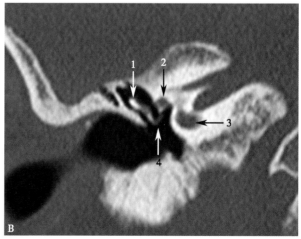

A. 轴位HRCT图像：1. 锤骨小头；2. 面神经管鼓室段；3. 耳蜗顶转；4. 前庭池；5. 砧骨短脚。B. 冠状位HRCT图像：1. 锤骨小头；2. 面神经；3. 鼓阶起始段；4. 镫骨上结构及砧镫关节。

常规HRCT见乳突鼓室气化良好，上鼓室内锤砧关节良好，镫骨上结构存在，面神经位于外半规管下方，走行位置正常。

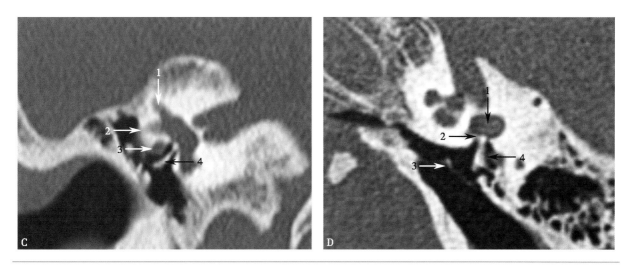

C. 镫骨 MPR 重建图像：1. 前半规管；2. 外半规管；3. 面神经管；4. 镫骨上结构。D. 镫骨前庭窗 MPR 重建图像（图 C 的旋转角度）：1. 前庭池；2. 镫骨足板；3. 包裹在鼓膜内的锤骨柄；4. 镫骨前后脚。

MPR 图像中见镫骨上结构较粗，镫骨前、后脚未显示，镫骨足板形态良好。

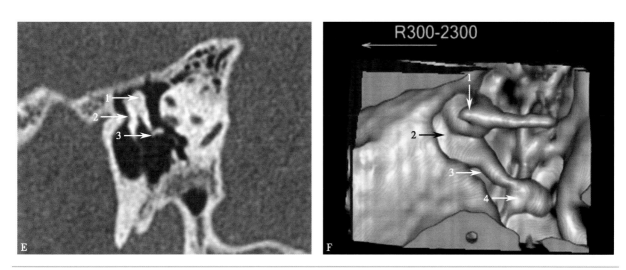

E. 锤砧骨 MPR 重建图像：1. 砧骨体；2. 锤骨；3. 砧镫关节，图中见听骨链完整，镫骨上结构粗大。F. CTVR 三维图像：1. 锤骨外侧突；2. 砧骨体；3. 砧骨长脚；4. 镫骨上结构。

锤砧骨 MPR 重建图像见听骨链完整，镫骨上结构粗大；CTVR 三维图像提示镫骨上结构存在，但不是正常结构，显示宽大，但与足板连接，为手术策略制订提供有效信息。

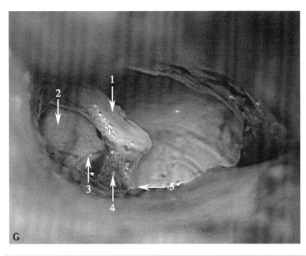
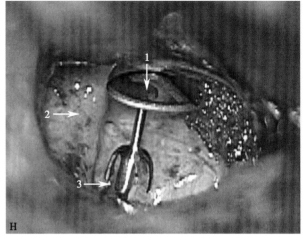

G. 术中暴露病变实时图像：1. 砧骨长脚；2. 面神经管，骨质菲薄；3. 面神经管与镫骨之间的软性连接；4. 镫骨后足弓，粗大，与足板连接良好；5. 镫骨肌腱。H. 术中听骨链重建实时图像：1. PORP 顶盘；2. 面神经管，走行位置正常；3. 镫骨上结构。

术中见镫骨上结构存在，粗大，前、后脚分辨不清，但与足板连接良好，故去除砧骨，以钛质 PORP 重建听骨链，因实时图像是提前抓拍的，顶盘中的凹槽尚未完全与锤骨柄吻合，顶盘与鼓膜之间的软骨片尚未放置。

病例 2

【病史回顾】 患者男性学龄期儿童，因自幼右耳听力较差入院。入院检查见右耳外耳道正常，鼓膜完整，传导性听力损失，鼓室图为 A 型，盖莱试验阴性。

【病例要点】

- **影像学检查**：镫骨足板活动，镫骨上结构存在。
- **手术策略**：PORP 重建听骨链。

图 4-3-2 先天性听骨链畸形（Ⅰa 型，镫骨足板活动）影像学检查和术中所见

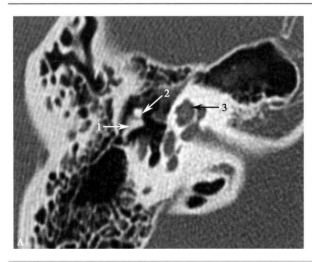
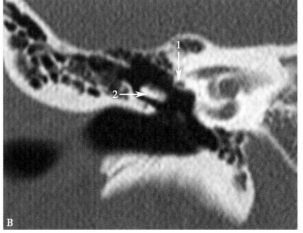

A. 轴位 HRCT 图像：1. 砧骨短脚，位于砧骨窝内；2. 锤骨小头，锤砧骨在轴位图像为冰淇淋样结构；3. 耳蜗中转与顶转交界处。B. 冠状位 HRCT 图像：1. 面神经管；2. 锤砧骨，结构不清。

常规 HRCT 可见乳突气化良好，上乳突、鼓窦、上鼓室内均含气良好，未见异常；锤砧关节形态尚可，其余结构未见显示。

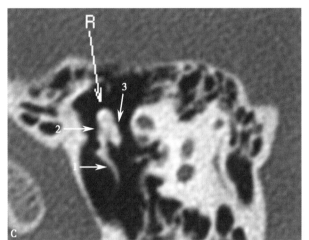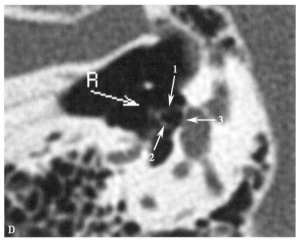

C. 锤砧骨 MPR 重建图像：1. 锤骨柄；2. 锤骨小头；3. 砧骨体；R. 原图标识，指示右侧锤砧关节。D. 镫骨 MPR 重建图像：1. 镫骨前脚；2. 镫骨后脚；3. 镫骨足板，低密度影，提示为正常的足板软骨结构；R. 原图标识，指示右侧镫骨上结构。

MPR 图像可见锤骨结构完整，砧骨体轮廓存在，砧骨长脚远端缺失，镫骨结构完整，周边含气好。

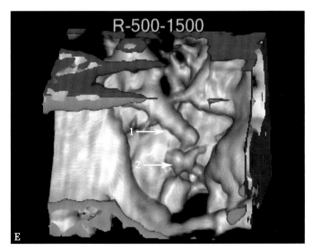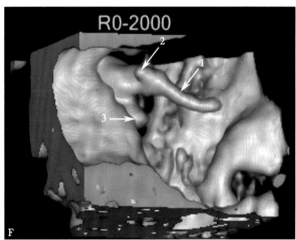

E. CTVR 三维图像：1. 锤骨柄；2. 豆状突和镫骨小头。F. CTVR 三维图像（E 图的连续旋转图像）：1. 锤骨柄；2. 锤骨短突；3. 砧骨长脚残端。

三维影像明确显示砧骨长脚缺失，镫骨上结构不完整。术前提示手术策略为 PORP 重建听骨链。

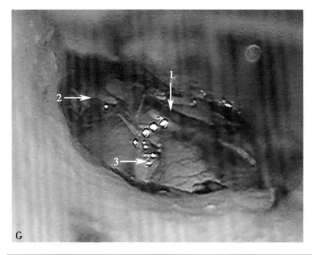 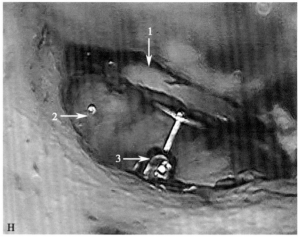

G. 术中暴露病变实时影像：1. 锤骨柄；2. 砧骨体及砧骨长脚残端；3. 镫骨。H. 术中钛质 PORP 重建听骨链实时图像：1. PORP 顶盘与锤骨柄之间的软骨片；2. 去除残余砧骨后的面神经管水平段；3. PORP 爪钩，套在镫骨小头上。

术中可见砧骨长脚中远端缺失，残端与镫骨小头之间有纤维组织连接。术中去除残余砧骨，PORP 置于锤骨柄与镫骨小头之间，恢复听骨链连接。

病例 3

【病史回顾】 患者男性儿童，因左耳听力较差入院。入院检查见左侧外耳道、鼓膜正常。听力学检查示传导性听力损失，鼓室图为 A 型，盖莱试验阴性。

【病例要点】

- **影像学检查**：鼓膜处为骨性闭锁板覆盖听小骨，锤砧骨融合，砧镫骨存在连接。
- **手术策略**：去除闭锁骨板，磨除部分融合锤砧骨，条状软骨修复鼓膜。

图 4-3-3 先天性听骨链畸形(Ⅰa 型，镫骨足板活动)影像学表现和术中所见

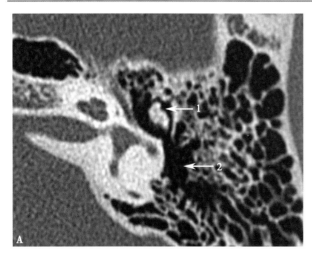 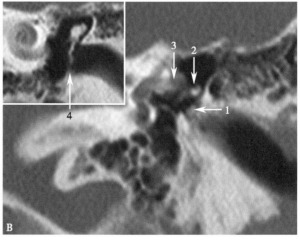

A. 轴位 HRCT 图像：1. 锤砧关节；2. 乳突气房、鼓窦。B. 冠状位 HRCT 图像：1. 外耳道深部的异常高密度影；2. 砧骨体，可见外耳道深部后方鼓膜处骨性结构覆盖听小骨；3. 外半规管及面神经表面的类似骨组织的高密度影；4. 右上小图显示锤骨轮廓存在，但结构畸形，锤骨柄过长且与下方骨性组织融合。

常规 HRCT 可见乳突气化良好，鼓室内洁净，锤砧关节形态异常，疑似融合，失去正常的冰淇淋样结构，前庭、耳蜗、内耳道未见异常。

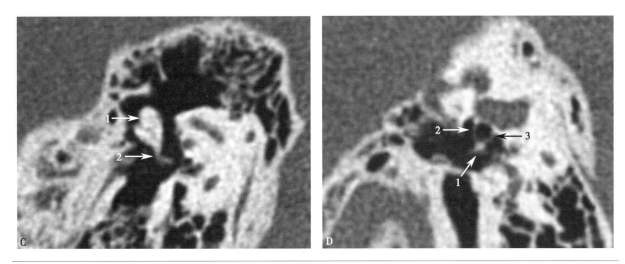

C. 锤砧骨 MPR 重建图像：1. 锤砧关节；2. 砧骨长脚。D. 镫骨 MPR 重建图像：1. 镫骨小头；2. 镫骨前脚；3. 镫骨后脚。MPR 图像见锤砧关节过于粗大，锤骨柄末端与鼓膜融合，砧骨体轮廓存在，砧骨长脚短小，与镫骨连接不清，镫骨结构完整、无畸形。

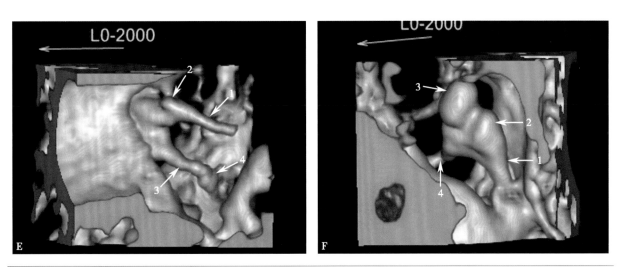

E. CTVR 三维图像（滤除听小骨周围骨性结构，自鼓膜向咽鼓管口上缘方向观察）：1. 锤骨柄；2. 锤骨短突；3. 砧骨长脚；4. 镫骨体。F. CTVR 三维图像（自上鼓室向镫骨方向观察）：1. 砧骨短脚；2. 砧骨体；3. 锤骨小头；4. 镫骨上结构。综上可见听骨链结构完整，术前确定手术策略为清除听小骨周围骨性结构。

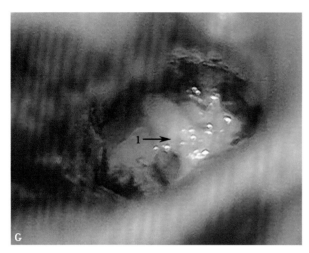
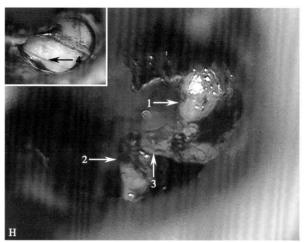

G. 术中暴露病变实时影像：1. 掀开外耳道皮肤 - 鼓膜瓣后可见骨性闭锁板与锤骨柄融合。H. 术中修复实时图像：1. 畸形的锤骨小头；2. 镫骨上结构；3. 砧骨长脚。

术中去除闭锁骨板，见锤砧关节融合，磨除部分融合锤砧骨，探查砧骨、镫骨连接好，镫骨足板活动不受限，故条状软骨修复鼓膜并置于残余锤骨上方（如 H 图左上小图所示），恢复听骨链连接。

病例 4

【病史回顾】　患者青年男性，自幼左耳听力较差。入院检查左耳鼓膜完整，外耳道正常。听力学检查示传导性听力损失，骨 - 气导差为 40dB，鼓室图为 A 型，盖莱试验阴性。

【病例要点】

- **影像学检查**：提示锤砧骨融合，砧骨畸形，颈内动脉走行于鼓岬表面。
- **手术策略**：去除畸形砧骨，植入 PORP，注意避免损伤颈内动脉。

图 4-3-4　先天性听骨链畸形（Ⅰa 型，镫骨足板活动）影像学表现和术中所见

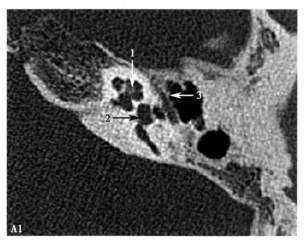
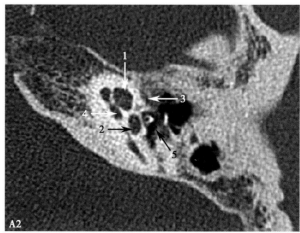

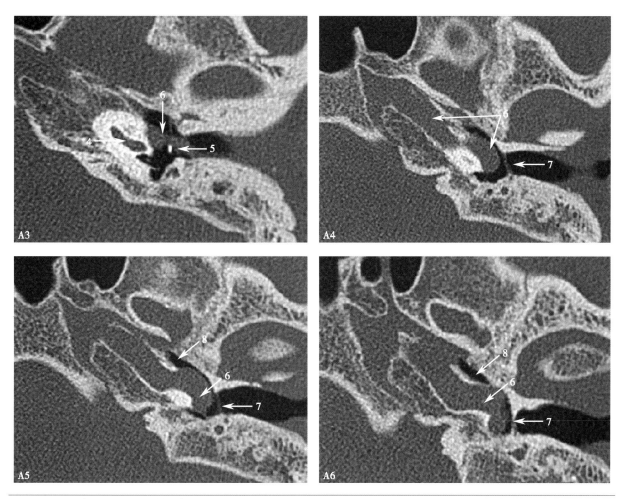

A1~A6. 术后轴位 HRCT 图像(自面神经水平段向下连续图片)：1. 耳蜗顶转；2. 前庭池；3. 面神经水平段；4. 耳蜗底转；5. 术中植入的 PORP；6. 颈内动脉；7. 鼓膜；8. 咽鼓管鼓室口。

常规 HRCT 显示面神经鼓室段位置正常，其下方植入的 PORP 位置正常，听小骨下方开始出现颈内动脉，自前下鼓室经鼓岬表面向咽鼓管口处走行。

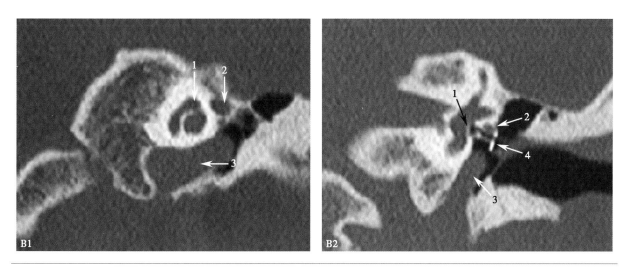

B1. 术后耳蜗层面冠状位 HRCT 图像：1. 耳蜗底转；2. 面神经；3. 颈内动脉。B2. 术后前庭层面冠状位 HRCT 图像(图 B1 的后一层面)：1. 镫骨足板，为软骨密度影；2. 面神经管，位于外半规管下方，走行正常，骨管完整；3. 颈内动脉；4. 植入的钛质 PORP，位置良好。

冠状位 HRCT 可见颈内动脉自下鼓室经鼓岬表面走行，与植入听小骨未接触。

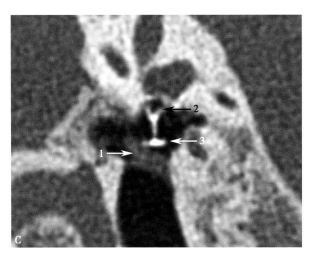

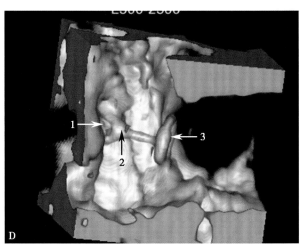

C. 术后人工镫骨层面 MPR 重建图像：1. 鼓膜与植入听小骨顶盘之间的软骨片；2. 镫骨后脚；3. PORP 顶盘。D. 术后 CTVR 三维图像：1. 镫骨；2. 钛质 PORP 底座，套于镫骨小头；3. PORP 顶盘，滤除鼓膜和顶盘表面软骨。

术后 MPR 图片和 CTVR 图片明确显示了听小骨的位置，对于术后评估听小骨的位置提供了良好的影像信息。

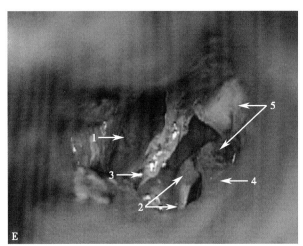

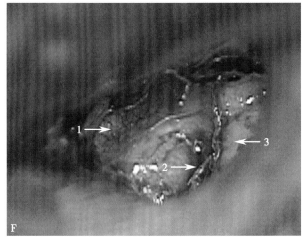

E. 术中暴露病变实时图像：1. 掀开外耳道皮肤 - 鼓膜瓣后暴露的颈内动脉，无骨管覆盖，术中见搏动明显，与听小骨无接触；2. 镫骨上结构及镫骨肌，结构正常，与畸形的砧骨长脚连接；3. 鼓索；4. 面神经管鼓室段，位置正常；5. 畸形的砧骨体及砧骨头，固定，呈异常骨性连接。F. 术中暴露病变实时图像：1. 颈内动脉；2. 镫骨上结构；3. 去除畸形的砧骨和其周围的骨性组织，显露面神经鼓室段，骨管完整。

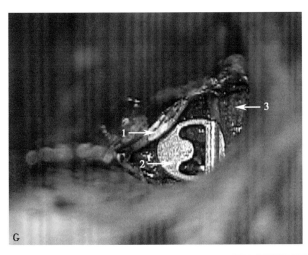
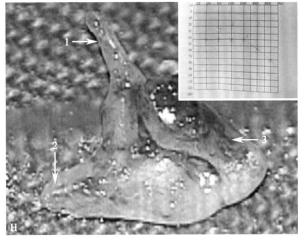

G. 术中听力重建实时图像：1. 软骨片，置于鼓膜和听小骨顶盘之间；2. 钛质 PORP 顶盘，顶盘凹槽朝向上鼓室方向，避免与颈内动脉接触；3. 面神经鼓室段表面的明胶海绵，将面神经管与听小骨顶盘隔离。H. 畸形听小骨和术后听力图：1. 长脚；2. 短脚；3. 与砧骨连接的骨性结构，类似锤骨小头，但原锤骨小头仍然存在；小图为术后听力图，骨-气导差由术前 40dB 缩短至 10dB，听力明显提高。

手术关键点：术前准确评估颈内动脉走行与镫骨和面神经的关系，术中植入 PORP，绝对避免损伤颈内动脉。

病例5

【病史回顾】　患者青年男性，自幼左耳听力较差，入院检查左耳鼓膜完整，外耳道正常。听力学检查示传导性听力损失，骨-气导差为 40dB，鼓室图为 A 型，盖莱试验阴性。

【病例要点】

- **影像学检查**：镫骨足板活动，前脚纤细、后脚粗大。
- **手术策略**：TORP 重建听骨链。

图 4-3-5　先天性听骨链畸形（Ⅰb型）影像学表现和术中所见

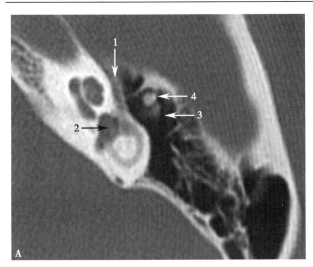
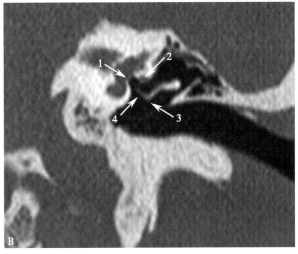

A. 轴位 HRCT 图像：1. 面神经管鼓室段；2. 前庭池；3. 砧骨体；4. 锤骨头。B. 冠状位 HRCT 图像：1. 镫骨足板，足板中央为低密度影，提示正常足板结构；2. 面神经；3. 砧镫关节；4. 镫骨上结构。

常规 HRCT 见乳突鼓室气化良好，上鼓室内锤砧关节良好，面神经鼓室段走行正常。镫骨上结构存在，面神经位于外半规管下方，走行位置正常。

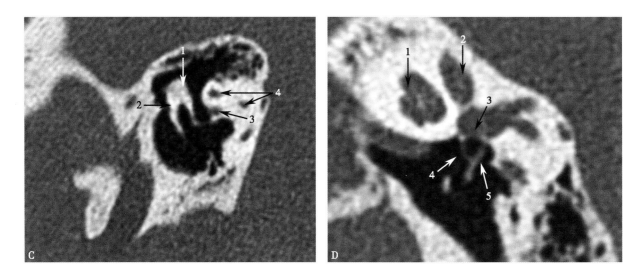

C. 锤砧骨 MPR 重建图像：1. 砧骨体；2. 锤骨；3. 面神经；4. 外半规管。D. 镫骨 MPR 重建图像：1. 耳蜗底转；2. 耳蜗顶转；3. 镫骨足板；4. 镫骨前脚；5. 镫骨后脚。

MPR 图像见听骨链完整，连接良好；图中见镫骨后脚及镫骨上结构较粗，前脚较后脚略显纤细，镫骨足板形态良好，足板中央密度较低，提示为正常发育足板的软骨形态。

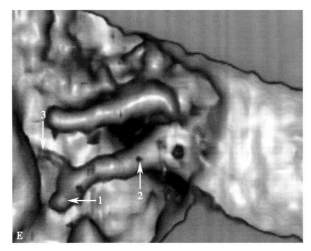
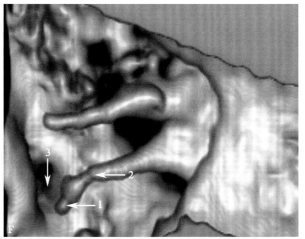

E. CTVR 三维图像：1. 镫骨后脚；2. 砧骨长脚；3. 镫骨前脚，图中见后脚、镫骨头粗大，前脚纤细，足板形态平整。F. CTVR 三维图像（为图 E 的旋转图像，前脚因纤细未能显示）：1. 后脚；2. 砧镫关节；3. 镫骨足板。

CTVR 三维图像提示镫骨前脚纤细，后脚粗大，为手术策略的制订提供有效信息。

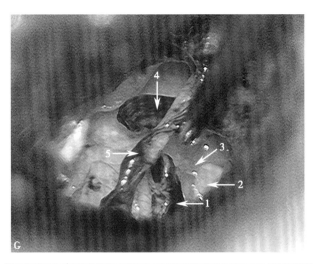
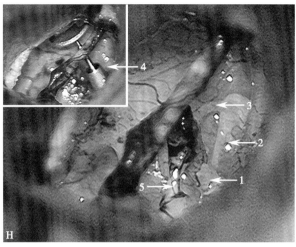

G. 术中暴露病变实时图像：1. 镫骨后脚；2. 镫骨足板；3. 镫骨前脚；4. 砧骨长脚；5. 鼓索。H. 术中暴露病变及听力重建实时图像：1. 后脚；2. 镫骨足板；3. 前脚；4. 钛质 TORP；5. 镫骨肌。

术中见后脚镫骨头粗大、前脚纤细，足板形态平整，触动锤骨柄无活动，沿足板纵轴和横轴轻触镫骨头足板活动，足板上下活动须用力触动镫骨头，判断可能前脚纤细影响了足板的正常生理运动，故去除镫骨上结构，以钛质 TORP 重建听骨链（H 图左上小图）。

病例 6

【病史回顾】 患者青年男性，自幼左耳听力较差，因听力下降加重 2 年入院。入院检查左耳鼓膜、外耳道正常。听力学检查为左耳传导性听力损失，鼓室图为 B 型，盖莱试验阴性。

【病例要点】

· 影像学检查：镫骨足板活动，镫骨前后脚、砧骨长脚缺如，乳突阻塞性胆固醇肉芽肿。

· 手术策略：完壁式乳突切开鼓室成形，TORP 重建听骨链。

图 4-3-6 先天性听骨链畸形（Ⅰb 型，足板活动）影像学表现和术中所见

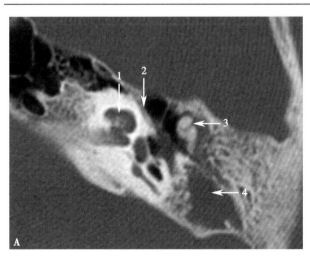
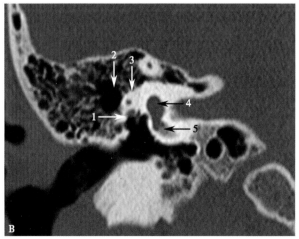

A. 轴位 HRCT 图像：1. 耳蜗；2. 面神经管鼓室段，走行未见异常；3. 锤砧关节，可见锤骨头和砧骨体、砧骨长脚，锤砧关节良好，在轴位未发现听骨链异常；4. 乳突、上鼓室外侧密度增高影，上鼓室内侧气化良好未见病变。B. 冠状位 HRCT 图像：1. 面神经管，走行正常；2. 上鼓室气房，未见病变；3. 外半规管；4. 前庭池；5. 耳蜗与鼓阶交界处。

常规 HRCT 仅见乳突鼓窦病变，未见听骨链异常。

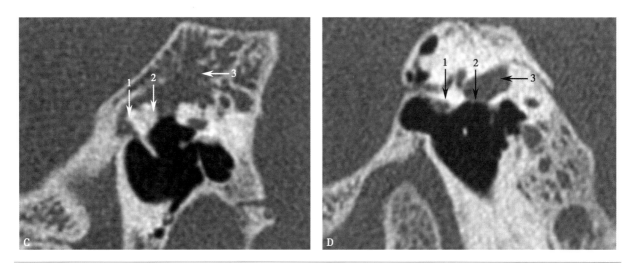

C. 锤砧骨 MPR 重建图像：1. 锤骨；2. 砧骨体，未见砧骨长脚；3. 上鼓室内阻塞性病变。D. 镫骨 MPR 重建图像：1. 面神经管，位置正常；2. 镫骨足板；3. 前庭池。

图中见镫骨足板形态良好，足板中央密度较低，提示为正常发育足板的软骨形态，但未见镫骨上结构，砧骨长脚消失。

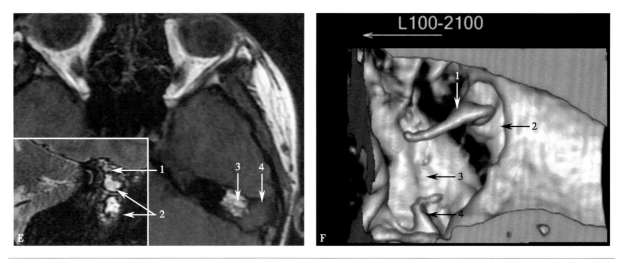

E. MRI 图像（小图为冠状位 T_1WI 图像，大图为轴位 T_2WI 图像）：1. T_1 相混杂低信号；2. T_1 相高亮信号；3. T_2 相高亮混杂信号，高度提示胆固醇肉芽肿；4. T_2 相低信号，提示炎性组织。F. CTVR 三维图像：1. 锤骨，形态完整；2. 砧骨体，砧骨长脚缺如；3. 镫骨足板，可见前、后脚缺失；4. 锥隆起。

术前制订手术策略为完璧式乳突切开，TORP 重建听骨链。

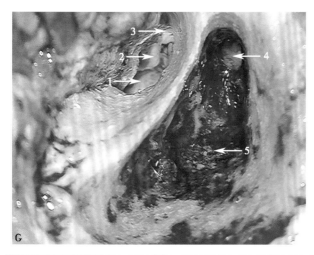
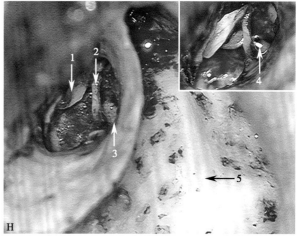

G. 术中暴露病变实时图像：1. 鼓室黏膜，良好；2. 锤骨柄，正常；3. 砧骨体，术中见砧骨长脚缺如，镫骨前、后脚缺如，面神经管位置正常；4. 上鼓室颅中窝侧，黏膜正常；5. 乳突腔内胆固醇肉芽肿。H. 清理病变后听骨链图像：1. 正常的锤骨柄；2. 鼓索；3. 镫骨足板，形态平整、活动；4. 钛质 TORP 重建听骨链；5. 外半规管和后半规管交界处。

术中乳突腔彻底轮廓化，保留完整外耳道后壁，以钛质 TORP 重建听骨链（H 图角图）。

病例 7

【病史回顾】　患者男性学龄期儿童，因自幼右耳听力较差入院。入院检查示右侧外耳道、鼓膜正常。听力学检查示传导性听力损失，鼓室图为 A 型，盖莱试验阴性。

【病例要点】

· **影像学检查：**右侧听骨链畸形，砧骨长脚、镫骨上结构缺如，镫骨足板活动。

· **手术策略：**TORP 重建听骨链。

图 4-3-7　先天性听骨链畸形（Ⅰb 型）影像学表现和术中所见

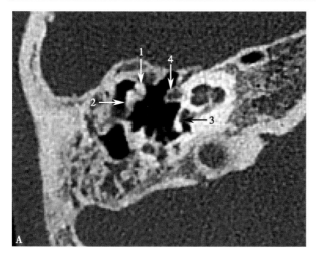
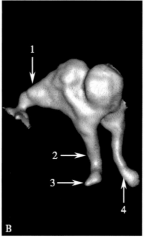
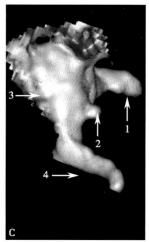

A. 患侧轴位 HRCT 图像（右）：1. 锤骨小头；2. 砧骨短脚；3. 蜗窗龛；4. 面神经管。B. 健侧 CTVR 三维图像（左，经外耳道正对鼓膜方向观察）：1. 砧骨短脚；2. 砧骨长脚；3. 镫骨；4. 锤骨柄。C. 患侧 CTVR 三维图像（右，由锤骨柄向砧骨短脚方向观察）：1. 砧骨短脚；2. 右侧砧骨体与砧骨长脚连接处，砧骨长脚及镫骨未见确切显示；3. 锤骨小头；4. 锤骨柄。

常规 HRCT 并未发现明显听骨链畸形，三维 CTVR 图像则显示砧骨长脚和镫骨上结构缺如。

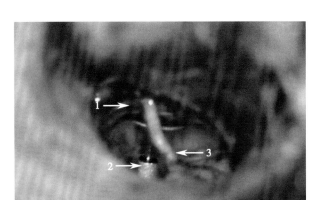

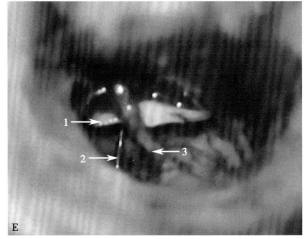

D. 术中实时图像（显示 TORP 植入）：1. 锤骨柄；2. TORP 底座；3. 鼓索。E. 术中实时图像（显示软骨片贴垫）：1. 耳甲腔软骨片；2. TORP 连接杆；3. 鼓索。

该患儿行右耳鼓室成形术＋听骨链重建术。术中见砧骨和镫骨上结构缺如，镫骨足板活动正常，植入 TORP 并取耳甲腔软骨片置于 TORP 面与锤骨柄之间。

病例 8

【病史回顾】 患者女性学龄期儿童，因自幼听力较差入院。入院检查见外耳道、鼓膜正常。听力学检查示传导性听力损失，鼓室图为 A 型，盖莱试验阴性。

【病例要点】

- **影像学检查**：提示右侧听骨链畸形，砧骨长脚缺如、镫骨上结构缺如，足板活动，面神经裸露低垂。
- **手术策略**：术中以钛质 PORP 重建听骨链。

图 4-3-8 先天性听骨链畸形（Ⅰb 型）影像学表现和术中所见

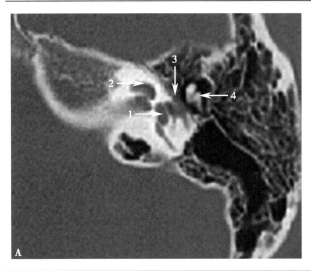

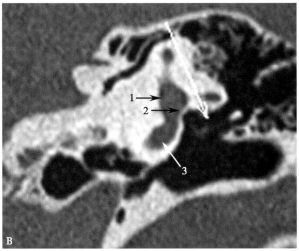

A. 轴位 HRCT 图像：1. 前庭池；2. 耳蜗；3. 面神经鼓室段，骨管缺损；4. 锤砧关节，可见锤骨头和砧骨体，锤砧关节良好。B. 冠状位 HRCT 图像：1. 前庭池；2. 镫骨足板，密度较周围骨质略低，提示可能为软骨样足板正常结构；3. 鼓阶起始段，长白箭头为原图术中标识，指示砧骨长脚和镫骨异常上结构。

常规轴位 HRCT 图像未发现听骨链异常，乳突、鼓窦、上鼓室气化良好，未见病变。

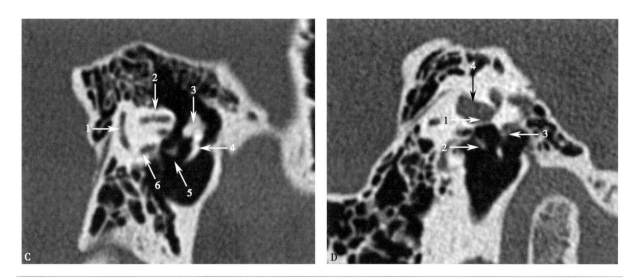

C. 锤砧骨 MPR 重建图像：1. 前半规管；2. 外半规管；3. 砧骨体，未见砧骨长脚；4. 锤骨柄，正常结构；5. 畸形的镫骨上结构；6. 后半规管。D. 镫骨前庭窗 MPR 重建图像：1. 前庭池，见镫骨足板密度较低，提示为软骨足板，未见正常的前后脚；2. 镫骨上结构，提示畸形；3. 外半规管；4. 前庭池底。

MPR 图像可见镫骨足板形态良好，足板中央密度较低，提示为正常发育足板的软骨形态，但未见镫骨上结构，砧骨长脚消失。

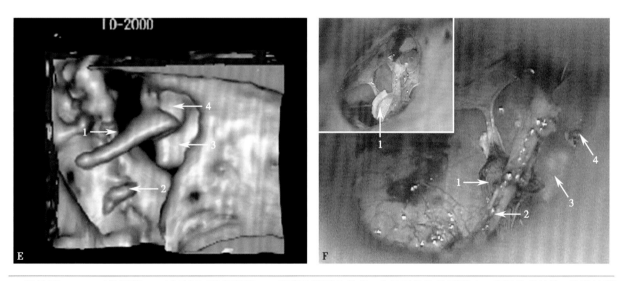

E. 听骨链 CTVR 三维图像：1. 锤骨柄，形态完整；2. 畸形的镫骨上结构，未见正常的前后脚；3. 残留的砧骨体，砧骨长脚缺如；4. 锤骨外侧突。F. 术中暴露病变实时图像：1. 畸形的骨性结构，位于面神经和镫骨足板表面；2. 鼓索；3. 面神经，骨质缺损，略低垂，覆盖镫骨足板上缘；4. 未发育完全的砧骨体。

术中所见与 E 图三维图像完全一致，术中探查镫骨上结构畸形，去除后见足板活动，面神经裸露略下垂，砧骨长脚缺如，手术策略为钛质 TORP 植入。

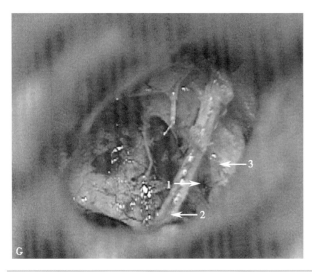

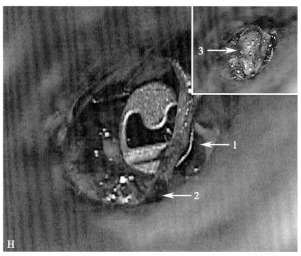

G. 术中清除畸形结构实时图像：1. 镫骨足板下缘，足板活动；2. 鼓索；3. 裸露的面神经，位于足板上缘。H. 术中听力重建实时图像：1. 钛质 TORP，因锤骨柄与镫骨足板平面角度过于倾斜，听小骨顶盘未与锤骨柄连接，而是表面放置软骨片后与鼓膜直接相连；2. 鼓索；3. 放大的小图箭头为顶盘表面的软骨片。

（杨　凤　苏述平　江　英　赵丹珩　刘　阳）

二、镫骨足板固定的听骨链畸形

在胚胎期第 14 ~ 18 周，第 1 鳃弓、第 2 鳃弓软骨发育成听骨链的同时，镫骨足板同时发育成熟，与来自迷路包囊的前庭窗及镫骨环韧带吻合，这一过程可导致足板固定，其胚胎发生的可能病理状态包括两种情况：其一是镫骨环韧带在胚胎期没有完全发育，另外一种情况是虽已发育但出生后逐渐骨化，是否进一步发展成整个足板的骨化还缺乏足够的胚胎学证据。在足板固定的同时，可以伴有镫骨上结构及听骨链其他部位的异常，但从现代手术方式角度看，无论足板以上的听骨链结构是否正常，主流手术方式均以足板手术为核心，故本文将其列为Ⅱ型一起阐述，进一步分型仅有足板固定可列为Ⅱa 型，合并足板以上听骨链其它部位畸形可列为Ⅱb 型，更有助于理解。

CT 检查图像与Ⅰ型表现类似，如果镫骨足板以上结构正常，在 CT 图像上与耳硬化症不易区别，通常在术中进行判断。外科听力重建通常在足板开窗处（足板全切除、部分切除、微孔技术）与砧骨长脚和锤骨柄之间建立连接，选用的重建材料包括 TORP 和 Piston，类似耳硬化症手术。

病例 1

【病史回顾】　患者青年男性，因自幼右耳听力较差行 Piston 植入手术，术后听力提高，但听音不清伴嗡嗡声，1 年后行二次镫骨手术。入院检查见鼓膜完整、听骨链完整、足板固定。

【病例要点】

· **影像学检查**：二次手术术前 CT 提示前庭池积气。

· **手术策略**：软组织覆盖包裹足板表面和 Piston 听小骨，术后症状消失。

图 4-3-9　先天性听骨链畸形（Ⅱa型，足板固定）影像学表现和术中所见

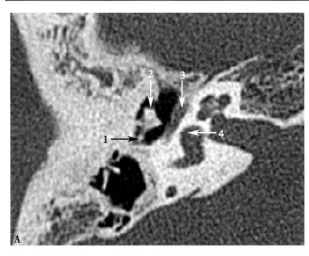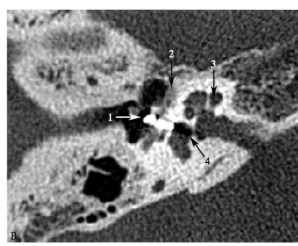

A. 术前轴位 HRCT 图像：1. 砧骨短脚；2. 锤骨头，与砧骨连接良好；3. 面神经管鼓室段，位置正常；4. 前庭池。B. 术前轴位 HRCT 图像（图 A 下一层）：1. 前次手术植入的 Piston，位置良好；2. 面神经管下表面，其下缘为植入的 Piston；3. 耳蜗底转；4. 前庭池内积气征，CT 表现为与含气腔一致的密度影。

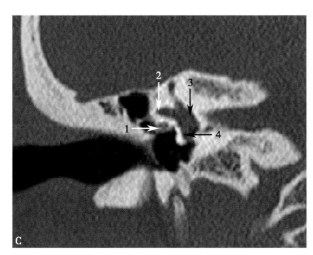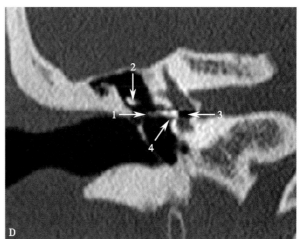

C. 术前冠状位 HRCT 图像：1. 面神经管，位于前庭窗上缘，外半规管下方；2. 外半规管；3. 前庭池；4. 前庭窗下缘、耳蜗骨质。D. 术前冠状位 HRCT 图像（C 图下一层）：1. 前次手术镫骨足板开窗后植入的钛质 Piston，底座深入前庭池，位置良好；2. 锤骨；3. 前庭池内积气征；4. 足板开窗处。

术前冠状位片提示前庭池积气，植入的钛质 Piston 位置良好。

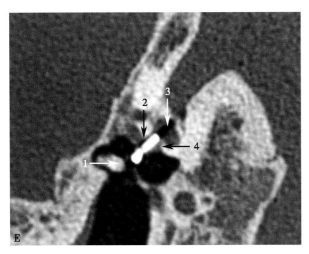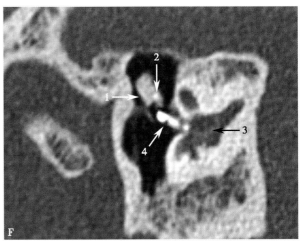

E~F. 二次术前听小骨前庭窗 MPR 重建连续旋转图像。E. 1. 砧骨长脚，正常结构；2. 植入的 Piston 上缘，微小裂隙，术前判断可能是产生前庭池积气的原因；3. 前庭池积气征；4. 植入的 Piston 听小骨下缘，被软组织封闭。F. 1. 锤骨头；2. 砧骨长脚；3. 前庭池淋巴与积气界面；4. 前次手术镫骨足板开窗后植入的钛质 Piston，底端深入前庭池，位置良好。

术前 MPR 图像提示前庭池积气，听小骨边缘可能存在积气通道，植入的钛质 Piston 位置良好。

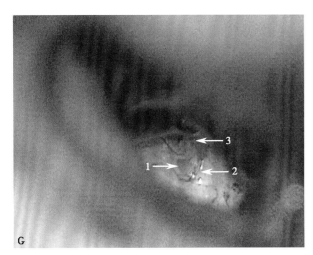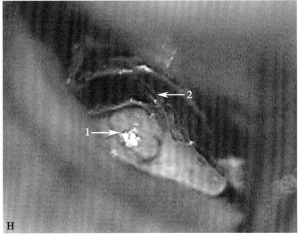

G. 术中暴露病变实时图像：1. 镫骨足板，呈蓝色半透明状；2. 外淋巴波动溢出处，位于足板后下边缘和开窗处；3. 前次手术植入的听小骨，位置和活动良好。H. 术中足板封闭实时图像：1. 软组织围绕覆盖足板和植入听小骨表面，防止外淋巴溢出，封闭气体进出通道，足板前庭池未予打开，听小骨不予处理，防止神经性听力损失；2. 翻起的外耳道皮肤-鼓膜瓣。

手术关键点为软组织封闭加强覆盖足板和听小骨周围，封闭裂隙，听小骨和足板不予处理，防止神经性听力下降。

病例 2

【病史回顾】　患者男性学龄期儿童，自幼双耳听力差入院手术。入院检查示双耳鼓膜、外耳道正常，双耳传导性听力损失，鼓室图为 A 型，盖莱试验阴性，选择右耳手术。

【病例要点】

· **影像学检查**：镫骨足板固定，镫骨后脚粗大。

· **手术策略**：镫骨足板部分切除，TORP 重建听骨链。

图 4-3-10　先天性听骨链畸形（Ⅱb 型，足板固定）影像学表现和术中所见

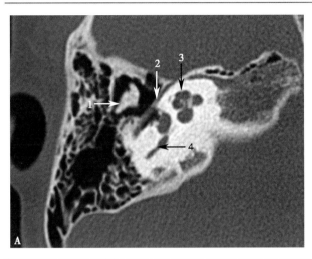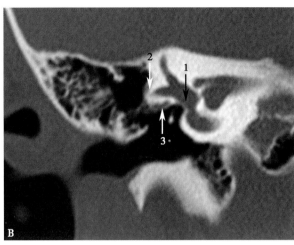

A. 轴位 HRCT 图像：1. 砧骨体及与之相连的锤骨头；2. 面神经管鼓室段；3. 耳蜗顶转；4. 后半规管。B. 冠状位 HRCT 图像：1. 镫骨足板，足板中央为低密度影，提示正常足板结构；2. 外半规管；3. 面神经管，位于外半规管下方。

常规 HRCT 可见乳突鼓室气化良好，上鼓室内锤砧关节良好，面神经鼓室段走行正常。

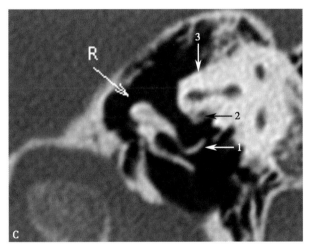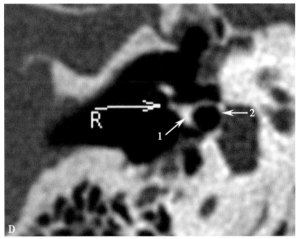

C. 锤砧骨 MPR 重建图像：R. 原图标识，指示砧骨体；1. 砧镫关节及镫骨上结构；2. 面神经；3. 外半规管。D. 镫骨 MPR 重建图像：R. 原图标识，指示砧镫关节；1. 镫骨后脚及镫骨头；2. 镫骨前脚根部及足板。

MPR 图像可见听骨链完整，连接良好，但砧镫关节、镫骨上结构及锤骨柄形态变异，提示可能存在畸形状态；砧镫关节结构较粗，前后脚及镫骨足板形态良好，足板中央密度较低，提示为正常发育足板的软骨形态。

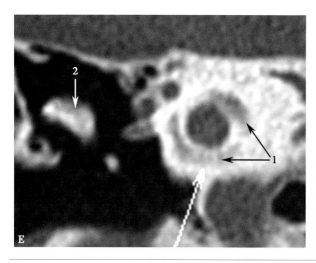
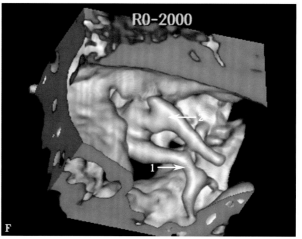

E. 耳蜗 MPR 重建图像：1. 耳蜗轴位低密度影（白色虚线为原图标识），提示耳蜗硬化灶；2. 听小骨形态。F. CTVR 三维图像：1. 砧骨长脚及砧镫关节，较正常结构增高；2. 锤骨，形态完整。

根据术前影像，镫骨后脚及砧镫关节异常，耳蜗硬化灶，并不能排除耳硬化症导致的镫骨足板固定，但因患者为儿童，自幼听力不佳，故首先考虑先天性镫骨足板固定。

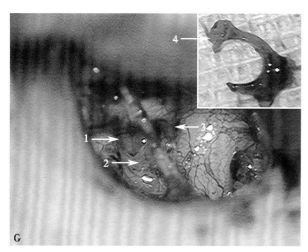
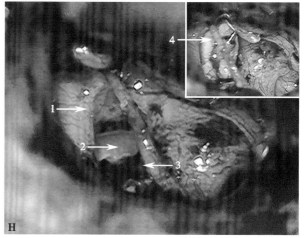

G. 术中暴露镫骨病变实时图像：1. 镫骨足板，呈蓝色半透明状，术中探查发现镫骨足板固定；2. 镫骨后脚根部，显示宽大；3. 砧镫关节，显示较正常高且宽；4. 小图局部放大，术中取下的镫骨上结构，后脚根部宽大。H. 术中处理实时图像：1. 面神经管，走行位置正常，表面薄层骨质；2. 镫骨足板部分切除后暴露的前庭池；3. 保留的足板后半部；4. 小图局部放大，覆盖前庭池的筋膜，钛质 TORP。

术中见镫骨后脚根部粗大，骨性结构，足板固定，术中去除镫骨上结构中出现足板骨折，故行足板前部部分切除，覆盖筋膜，以钛质 TORP 重建听骨链，术后无骨导下降，气导提高 25dB。

（刘 阳）

三、前庭窗骨性闭锁或未发育

先天性前庭窗缺如或者闭锁是一种较为罕见的内耳畸形，此类畸形经常伴有面神经的畸形或者走行异常。临床上表现为自幼出现的鼓膜完整的严重的传导性听力损失。在第 1 鳃弓、第 2 鳃弓发育过程中（胚胎期第 8 ~ 10 周），来自 Reichert 软骨的面神经组织与来自迷路包囊的骨管吻合；镫骨前庭窗吻合与面神经管吻合在时间与空间上高度相关，畸形相互影响。所以在镫骨前庭窗区域的畸形中，前庭窗可能没有发育呈现骨性闭锁板（Ⅲ型），或足板虽然与前庭窗吻合但足板与前庭窗骨性融合（Ⅱ型），或足板与前庭窗吻合活动但镫骨上结构及听骨链畸形（Ⅰ型），而面神经则可以部分或全部覆盖前庭窗。因此前庭窗、镫骨、面神经胚胎发育互相影响所致畸形则列为单独一种类型。主要表现为前庭窗未发育、较厚的骨性闭锁板、前庭窗龛呈裂隙状狭窄等；同时可伴有第1鳃弓、第2鳃弓发育异常导致的听骨链畸形，畸形的镫骨或类似镫骨的畸形结构可以骑跨、挤压、覆盖面神经；裸露畸形的面神经走行在前庭窗上缘、正中或下缘或分叉走行。

虽然常规 HRCT 能够提示听骨链畸形，但 MPR 及 CTVR 重建图像则能够很好地显示畸形听小骨精细结构。面神经走行异常的诊断在这一类型中至关重要，常规冠状位 HRCT 结合 MPR 图像，以下三点征象可以帮助诊断面神经畸形和前庭窗闭锁（图 4-3-11）：①在冠状位 HRCT 平行通过前半规管平面划一条 a 线，再通过外半规管基部划一条 b 线垂直 a 线，十字交叉线的外上象限即为面神经正常位置，如果面神经位于十字线外下象限即为走行畸形；②前庭窗龛图像呈现 V 形，说明前庭窗可能没有发育；③前庭窗闭锁骨板增厚，呈骨性结构，并非镫骨足板的半透明软骨征象。

图 4-3-11　面神经走行异常定位诊断及异常前庭窗图像

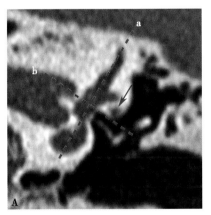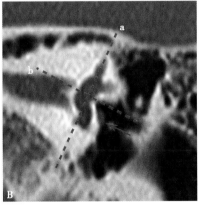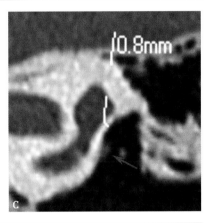

A. 面神经位置正常的冠状位 HRCT 图像：a 线平行通过前半规管平面，b 线通过外半规管根部垂直于 a 线，正常面神经（红箭头）位于 ab 红线十字交叉线的外上象限，外半规管下方。B. 面神经位置异常的冠状位 HRCT 图像：面神经位于交叉线外下象限（红箭头），图中同时显示前庭窗龛呈现横 V 形，未见镫骨足板，提示前庭窗闭锁。C. 前庭窗层面冠状位 HRCT 图像：白色指示线为原图标识，显示前庭窗呈骨性闭锁状态，与镫骨足板软骨的影像不同，闭锁板为骨性，厚度约 0.8mm（正常软骨足板厚度约 0.25mm），红箭头指示位于闭锁板下方的面神经。

外科治疗原则为内耳开窗，使得鼓膜震动的能量通过听骨链传导到外淋巴，通过外淋巴流动震动基底膜产生可被大脑识别的电信号。在不损伤面神经的情况下通常在原前庭窗闭锁处开窗，在面神经遮窗的情况下可采用第三窗技术，技术原则是在鼓膜与外淋巴之间建立可靠的连接，并防止损伤面神经及内耳。本书基于术前影像制订的主要外科技术包括：①面神经位置正常或部分遮挡前庭窗：面神经可能位于前庭窗上缘或下缘，只要有足够的空间暴露前庭窗，即可将骨性闭锁的前庭窗骨板磨薄至蓝色菲薄骨质，按耳硬化症行全部/部分镫骨足板切除后，在鼓膜、镫骨足板之间以 TORP 连接，或应用微孔技术植入 Piston；②面神经完全覆盖前庭窗区域：此时在原前庭窗处植入听小骨进行听力重建因面神经畸形已丧失重建条件，多数放弃，而传统的外半规管开窗因听骨链重建困难并不适合。尽管如此，仍有极具挑战性的重建技术供富有丰富经验的耳科医师选择：技术一为鼓阶开窗 TORP 植入技术，这一技术的主要方法是在蜗窗膜前下鼓阶起始段磨除骨质至骨内膜，覆盖筋膜后放置 TORP，通过鼓膜—TORP—鼓阶外淋巴产生振动，这一方法的最大风险是引起神经性听力损失，关键是应保持骨内膜完整；技术二为振动声桥 VSB 植入，VSB 末端的 FMT（Floating mass transducer 漂浮振动传感器）可放置在蜗窗龛，通过 FMT—蜗窗膜—鼓阶外淋巴产生振动。前提是蜗窗龛没有闭锁，如果蜗窗龛闭锁，则可以借鉴技术一将 FMT 放置在鼓阶起始段，通过振动鼓阶外淋巴产生听力。由于 VSB 为高值医用耗材，通常术前应有十分明确的诊断以备术中需要，同时在 VSB- 蜗窗膜振动模式中，外淋巴振动在耳蜗密闭腔隙内没有振动缓冲区，理论上会影响听力的提高。

病例 1

【病史回顾】 患者青年男性，自幼右耳听力较差入院。入院检查鼓膜、外耳道正常。术前听力学检查示传导性听力损失，纯音骨导听阈 10dB HL、气导听阈 40dB HL，鼓室图为 A 型，盖莱试验阴性。术后气导听阈提高至 30dB HL。

【病例要点】

- **影像学检查**：提示右侧前庭窗骨性闭锁，镫骨上结构缺如。
- **手术策略**：足板开窗植入钛质 Piston，术后影像提示植入的 Piston 位置良好。

图 4-3-12　先天性听骨链畸形（前庭窗区域畸形Ⅲ型）影像学表现和术中所见

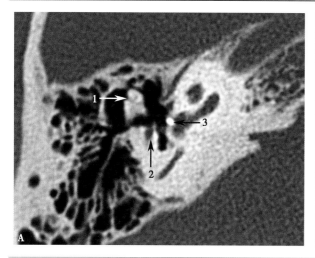
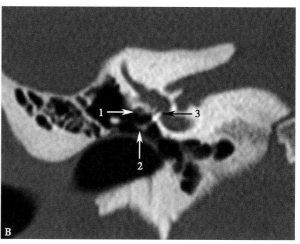

A. 术后轴位 HRCT 图像：1. 锤砧关节，正常结构；2. 面隐窝处面神经，位置正常；3. 经前庭窗闭锁板开窗处植入的钛质 Piston，位置正常。B. HRCT 术后冠状位图像：1. 面神经，位于外半规管下，位置正常；2. 砧骨长脚；3. 开窗后植入的钛质 Piston 小柱部分，底端深入前庭池，位置良好。

术后提示植入的钛质 Piston 位置良好。

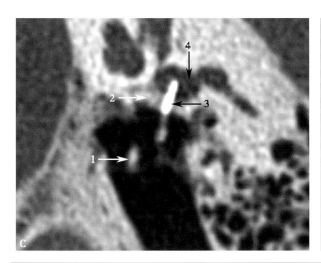

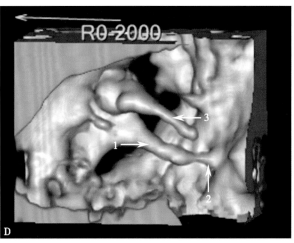

C. 术后镫骨 MPR 重建图像：1. 锤骨柄；2. 闭锁的前庭窗骨板；3. 开窗后植入的钛质 Piston 小柱部分，底端深入前庭池，位置良好；4. 前庭池。D. 术后锤砧骨层面 CTVR 三维图像：1. 砧骨长脚；2. 植入的钛质 Piston 小柱部分，位置良好；3. 锤骨柄。

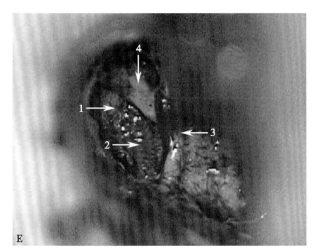

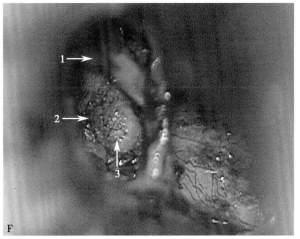

E. 术中暴露病变实时图像：1. 面神经管水平段，位置正常；2. 前庭窗骨性闭锁板表面软组织，无镫骨上结构；3. 鼓索；4. 砧骨长脚，位置正常。F. 术中暴露病变实时图像：1. 砧骨长脚；2. 鼓室段面神经管；3. 闭锁的前庭窗骨板，为骨性结构，而不是类似耳硬化症的镫骨足板半透明软骨。

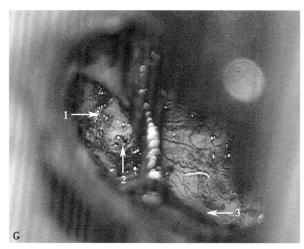
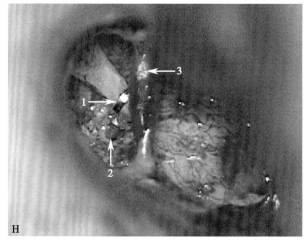

G. 术中镫骨足板开窗实时图像：1. 面神经管水平段，位置正常；2. 前庭窗骨性闭锁开窗处，以低速金刚钻在骨性闭锁板上开孔；3. 蜗窗龛。H. 术中植入听小骨实时图像：1. 勾挂于砧骨长脚处的 Piston 挂钩；2. Piston 小柱，底座深入前庭池；3. 鼓索。

手术关键点为前庭窗骨性闭锁板不同于已经发育的软骨性镫骨足板，因其骨性结构且较厚，故以低速金刚钻磨开骨板。

病例 2

【病史回顾】 患者青年女性，因自幼左耳听力较差入院手术。入院检查示外耳道、鼓膜完整。术前纯音听阈测试示骨导听阈为 10dB HL，气导听阈为 55dB HL，鼓室图为 A 型，盖莱试验阴性。术后气导听阈提高至 20dB HL。

【病例要点】

· **影像学检查**：术前影像检查面神经位于前庭窗下方，前庭窗呈 V 形骨性闭锁结构。

· **手术策略**：面神经上缘前庭闭锁板开窗，植入 Piston。

图 4-3-13 先天性听骨链畸形（前庭窗区域畸形Ⅲ型）影像学表现和术中所见

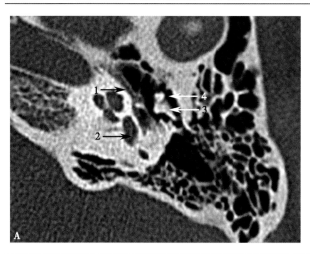
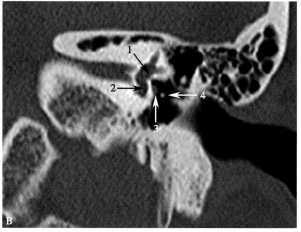

A. 轴位 HRCT 图像：1. 面神经管，位于鼓岬表面，向后鼓室方向走行；2. 鼓阶起始段与前庭池交界处；3. 砧骨；4. 锤骨头。B. 冠状位 HRCT 图像：1. 骨性闭锁的前庭窗，未见足板透明软骨影，代之以 V 形骨性结构；2. 鼓阶起始段；3. 走行异常的面神经，裸露于前庭窗下缘；4. 面神经表面骨性结构，为畸形的镫骨上结构。

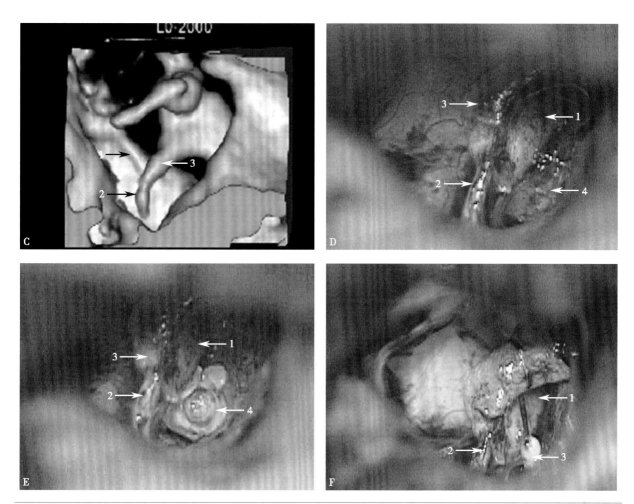

C. CTVR 三维图像：1. 面神经管；2. 畸形的镫骨上结构，位于前庭窗表面；3. 畸形的砧骨长脚与镫骨上结构形成关节。D. 术中暴露病变实时图像：1. 裸露的面神经，位于鼓岬和前庭窗之间；2. 畸形的镫骨上结构，向后延伸为骨性的镫骨肌腱；3. 砧骨长脚远端，与畸形的镫骨头形成关节；4. 骨性闭锁的前庭窗，位于面神经上缘。E. 足板开窗术实时图像：1. 面神经；2. 畸形的镫骨上结构；3. 畸形的砧镫关节；4. 微型低速金刚钻在骨性闭锁板中央偏后开窗，足板厚度约 0.5 ~ 0.6mm，暴露前庭池。F. 术中重建听骨链实时图像：1. 面神经；2. 骨性镫骨肌腱；3. Piston 活塞，底端经前庭窗闭锁板开窗处插入前庭池。

病例 3

【病史回顾】 患者青年男性，因自幼左侧听力较差入院。入院检查示外耳道、鼓膜正常。术前听力学检查示气导听阈为 55dB HL，鼓室图为 A 型，盖莱试验阴性。术后气导听阈提高至 35dB HL。

【病例要点】

• **影像学检查**：提示锤骨、砧骨融合畸形，镫骨上结构畸形，前庭窗闭锁，面神经低垂覆盖前庭窗畸形。

• **手术策略**：于面神经上缘磨开闭锁前庭窗骨板完成部分切除，在残余锤骨与前庭窗之间植入 6.5mm TORP。

图 4-3-14   先天性听骨链畸形(Ⅲ型, 前庭窗区域畸形)影像学表现和术中所见

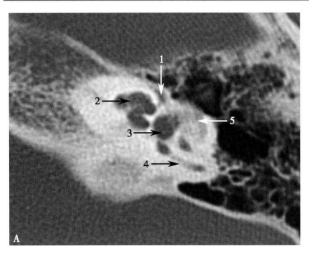
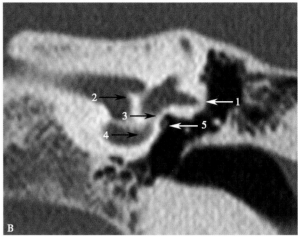

A. 轴位 HRCT 图像：1. 面神经鼓室段, 略膨大；2. 耳蜗；3. 前庭池；4. 后半规管；5. 前庭池及鼓岬表面膨大的低密度影区, 可疑异常走行的面神经管。B. 冠状位 HRCT 图像：1. 外半规管, 结构正常；2. 内耳道底横嵴；3. 闭锁的前庭窗, 与正常镫骨足板软组织结构的表现不同, 为平直骨性结构, 即前庭窗未发育；4. 鼓阶起始段；5. 面神经, 位于前庭窗下部, 部分覆盖前庭窗。

CT 检查提示前庭窗未发育呈骨性闭锁, 面神经低垂覆盖前庭窗下方。

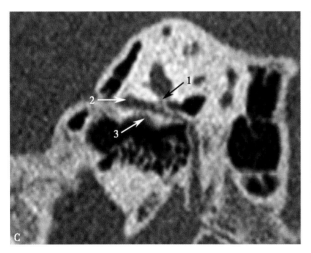
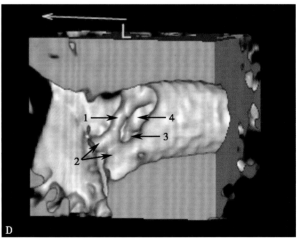

C. 面神经管 MPR 重建图像：1. 前庭池与面神经接触处, 可见面神经软组织；2. 面神经膝神经节段, 周围骨质良好；3. 面神经鼓室段, 表面骨质连续但厚薄不均匀, 提示可能走行畸形, 与前庭窗的关系不明确。D. CTVR 三维图像：1. 锤骨柄, 呈畸形状态；2. 锤骨柄前端延伸的骨性畸形结构, 与后鼓室骨性相连；3. 畸形的镫骨上骨性结构；4. 砧骨体, 长脚不明确, 呈畸形状态。

三维图像提示锤骨柄畸形并与周围骨性组织融合, 砧骨体与镫骨上畸形结构融合, 与术中所见完全一致。

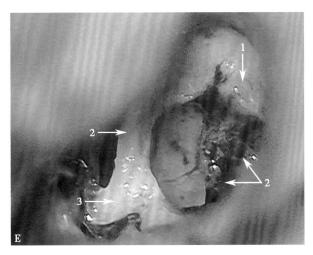 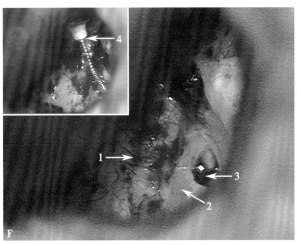

E. 术中暴露病变实时图像：1. 畸形的砧骨体，与锤骨头融合；2. 畸形锤骨柄，向远端延伸并与后鼓室骨质融合；3. 畸形的镫骨上结构和砧骨体远端，骑跨于面神经和前庭窗表面，术中去除畸形锤骨柄、砧骨体和畸形的镫骨上结构，继续向后扩大面隐窝鼓室侧骨质，暴露前庭窗位置。F. 术中听力重建实时图像：1. 前庭窗下缘裸露的面神经；2. 闭锁的前庭窗骨板，为骨性结构，无镫骨足板的半透明形态；3. 以低速金刚钻磨除前庭闭锁板，暴露前庭池，可见外淋巴，以薄层筋膜覆盖；4. 局部放大的小图，以 6.5mm 钛质 TORP 弯折后连接保留的部分锤骨柄和前庭窗开窗处（因没有足够长的 Piston，故以 TORP 替代）。

手术关键点是在面神经上缘磨开前庭窗闭锁板，以 TORP 重建听骨链。

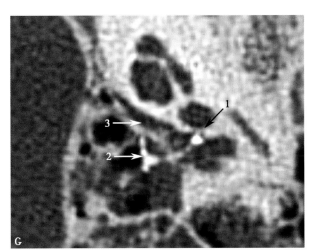 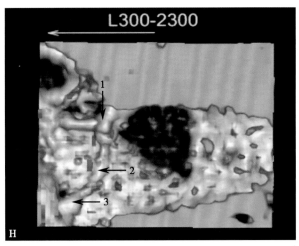

G. 术后人工听骨 MPR 图像：1. 前庭窗闭锁板开窗处；2. 略弯折的钛质 TORP；3. 面神经管。H. 术后 CTVR 三维图像：1. 保留的锤骨；2. TORP 小柱；3. TORP 膨大的底座。

术后图片显示植入的 TORP 倾斜位置良好，系术中有意为之，底端部分与骨质接触，部分与前庭池接触，以避免 TORP 底端膨大的底座坠入前庭池，但振动外淋巴有限，术后患者听力较前提高，无眩晕。

病例4

【病史回顾】 患者男性儿童，自幼听力较差。入院检查见外耳道、鼓膜正常。术前听力学检查示传导性听力损失，骨导听阈为 10dB HL、气导听阈为 50dB HL，鼓室图为 A 型，盖莱试验阴性。术后气导听阈提高至 20dB HL。

【病例要点】

- **影像学检查**：面神经位于前庭窗上缘，前庭窗呈骨性板障闭锁结构。

- **手术策略**：面神经下缘骨性闭锁板开窗，植入钛质 Piston。

图 4-3-15 先天性听骨链畸形（前庭窗区域畸形Ⅲ型）影像学表现和术中所见

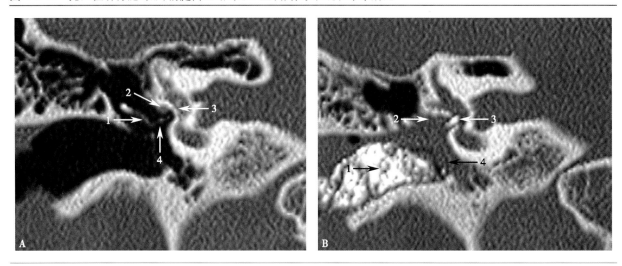

A. HRCT 术前冠状位图像：1. 砧骨长脚，正常结构；2. 面神经管，略低垂，位于前庭窗上缘，未见骨管；3. 闭锁的前庭窗，呈骨性结构，失去镫骨足板半透明软骨状影像结构；4. 镫骨上结构，畸形影像结构。B. HRCT 术后冠状位图像：1. 外耳道填塞的碘仿纱条；2. 面神经位置，与鼓室填塞物不能区分；3. 闭锁的前庭窗骨板开窗后植入的钛质 Piston 小柱部分，底端深入前庭池，位置良好；4. 鼓室填塞物。

术前冠状位片提示前庭窗骨性闭锁，面神经低垂至前庭窗上缘，术后提示植入的钛质 Piston 位置良好。

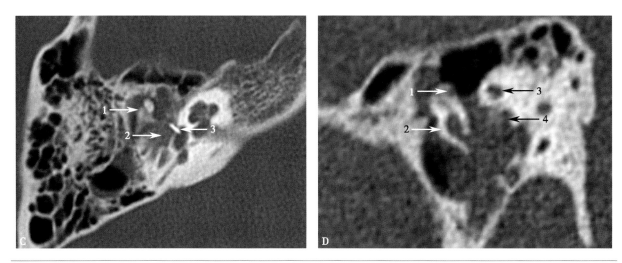

C. HRCT 术后轴位图像：1. 锤砧关节，显示良好；2. 鼓室填塞物，位于面神经鼓室段下一层面后鼓室处，与面神经不易分清；3. 植入的钛质 Piston，位置良好。D. 术后锤砧骨 MPR 重建图像（该平面未显示前庭窗）：1. 砧骨体；2. 锤骨外侧突；3. 外半规管；4. 面神经管。

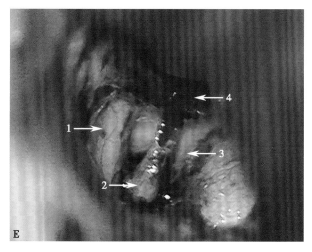

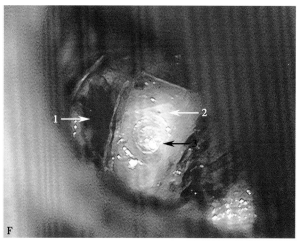

E. 术中暴露病变实时图像：1. 裸露的面神经，无骨管，低垂，位于前庭窗上缘；2. 畸形镫骨上结构，宽大；3. 闭锁的前庭窗呈骨性结构；4. 砧骨长脚，结构正常。F. 术中足板开窗实时图像：1. 面神经，低垂裸露；2. 去除畸形的镫骨上骨质后暴露前庭窗的闭锁板，呈骨性结构（注意：不是镫骨足板，是前庭窗没有发育而呈骨性结构）；3. 骨性闭锁板中央开窗位置，最好不用激光，能量不易掌握。

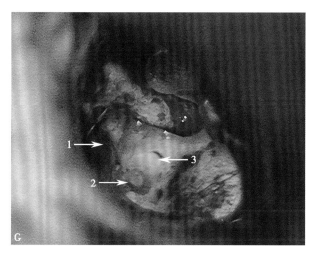

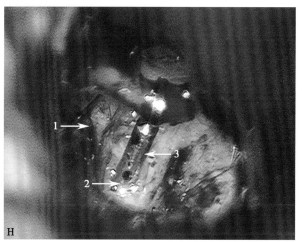

G. 术中足板开窗实时图像：1. 裸露的面神经，位于前庭窗闭锁板上缘；2. 微型低速金刚钻在骨性闭锁板中央开窗，闭锁板厚度为 0.5～0.6mm；3. 闭锁的骨性前庭窗骨板。H. 术中植入听小骨实时图像：1. 面神经，低垂裸露；2. 前庭窗闭锁板开窗位置，容纳 Piston；3. Piston，底端经前庭窗闭锁板开窗处插入前庭池，另一端挂在砧骨长脚，挂夹不可过紧，以避免砧骨长脚缺血坏死，听小骨在开窗处进入前庭池，呈活塞样往复运动，振动外淋巴产生听力。

手术关键点为骨性闭锁板中央微型低速金刚钻开窗，Piston 深入前庭池长度不可过深，以免引起耳鸣、眩晕、听力下降。

病例 5

【病史回顾】　患者青年女性，因自幼听力较差入院。入院检查鼓膜完整、内陷，听力学检查示术前骨导听阈为 15dB HL、气导听阈为 65dB HL，鼓室图为 A 型，盖莱试验阴性。术后气导听阈提高至 25dB HL。

【病例要点】

· **影像学检查**：鼓室乳突内不均匀密度钙化影，砧骨长脚、镫骨上结构缺如，面神经裸露覆盖前庭窗，前庭窗呈 V 形结构。

· **手术策略**：鼓岬开窗（鼓阶起始段），在鼓阶与锤骨柄之间植入钛质 TORP，建立第三窗传导机制。

图 4-3-16 先天性听骨链畸形（前庭窗区域畸形 III 型、右位心）影像学表现和术中所见

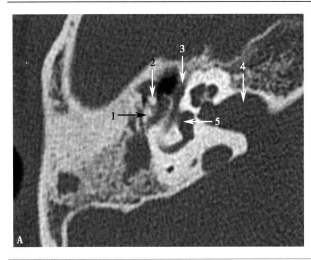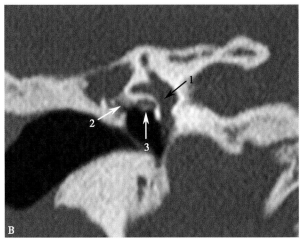

A. 轴位 HRCT 图像：1. 砧骨体及短脚；2. 锤骨头；3. 裸露的面神经管鼓室段；4. 内耳道，底部呈弧形扩大；5. 前庭窗，被水平段面神经遮挡。B. 冠状位 HRCT 图像：1. 前庭窗，未完全发育，呈 V 形结构，为骨性组织，中央可见低密度影，但未见软骨样足板结构；2. 外半规管表面略高密度影，类似钙化组织；3. 面神经，裸露无骨管，覆盖前庭窗。

轴位 HRCT 见乳突鼓室软组织密度，上鼓室内锤砧关节尚存在连接，面神经鼓室段走行较低，位于前庭窗层面。冠状位 CT 提示前庭窗闭锁，面神经低垂覆盖前庭窗。

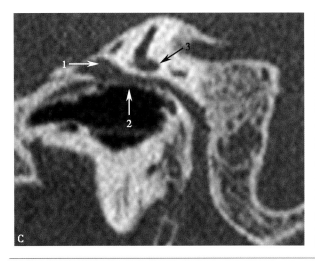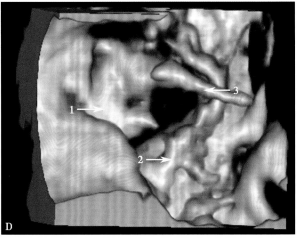

C. 面神经管 MPR 重建图像：1. 面神经膝神经节，周围骨质良好；2. 面神经鼓室段，表面骨质菲薄，不连续，位于外半规管下方，但看不到与前庭窗的关系；3. 外半规管与前庭连接处。D. CTVR 三维图像：1. 砧骨体，长脚缺如；2. 原镫骨位置的不规则骨性结构；3. 锤骨柄。

三维图像提示听骨链不完整，砧骨长脚消失，镫骨上结构消失，代之以不规则骨性结构。

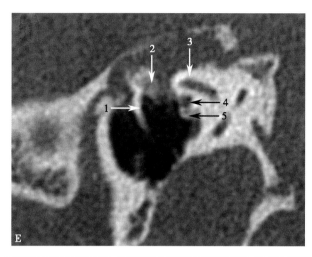
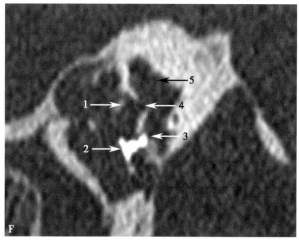

E. 术前锤砧骨 MPR 重建图像：1. 砧骨长脚；2. 残余砧骨体，密度略低，提示病变侵蚀，骨质破坏；3. 外半规管；4. 面神经；5. 面神经表面异常骨质。F. 术后人工听骨 MPR 重建图像：1. 面神经及表面的畸形骨组织、鼓室内填塞物；2. 钛质TORP，连接鼓膜与鼓阶开窗处；3. 鼓阶起始段开窗处；4. 前庭窗，被面神经和术后鼓室填塞物覆盖；5. 前庭池。

术前 MPR 图像见听骨链不完整，锤砧关节连接不良，砧骨长脚缺如；术后图像显示植入的 TORP 位置良好，因前庭池与鼓阶内均为外淋巴，TORP 底座对鼓阶内外淋巴的振动效应类似足板对前庭池的振动。

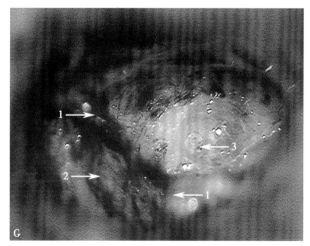
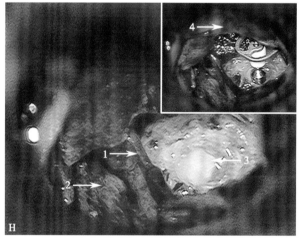

G. 术中鼓阶开窗实时图像：1. 鼓索；2. 裸露的面神经，低垂，覆盖前庭窗，其表面为畸形骨性结构，术中部分磨除；3. 鼓岬最隆起处、蜗窗膜前下、鼓阶起始段骨质被磨除，暴露骨性耳蜗骨内膜，骨内膜内为鼓阶外淋巴。H. 术中听力重建实时图像：1. 鼓索；2. 裸露的面神经；3. 薄层软骨片覆盖骨性耳蜗鼓阶内侧骨衣；小图为局部放大的听小骨，在鼓阶开窗处与锤骨柄之间以钛质 TORP（1.25mm）建立连接传导声音和第三窗传导机制；4. 锤骨柄。

手术关键点是避开被面神经遮挡的前庭窗，在鼓阶起始段开窗，重建听骨链，建立第三窗传导机制。

病例6

【病史回顾】 患者女性学龄期儿童，因自幼双耳听力较差入院，左侧较重行手术治疗。入院检查鼓膜完整。听力学检查示双耳传导性听力损失，骨导听阈为 10dB HL、气导听阈为 65dB HL，鼓室图为 A型，盖莱试验阴性。术后气导听阈提高至 30dB HL。

【病例要点】

- **影像学检查**：提示左侧镫骨畸形，前庭窗骨性闭锁，面神经覆盖前庭窗闭锁处。

- **手术策略**：鼓岬开窗（鼓阶起始段），在鼓阶与锤骨柄之间植入 TORP，建立第三窗传导机制。

图 4-3-17　先天性听骨链畸形（前庭窗区域畸形Ⅲ型）影像学表现和术中所见

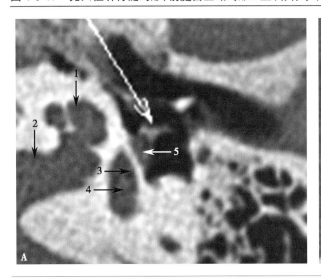 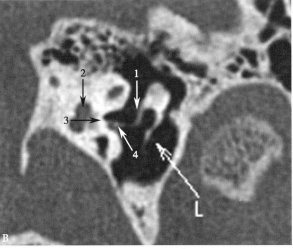

A. 轴位 HRCT 前庭窗层面图像；原图箭头为畸形的镫骨上结构；1. 耳蜗中转；2. 第Ⅷ对脑神经；3. 闭锁的前庭窗骨板；4. 前庭池；5. 低垂的面神经。B. 锤砧骨 MPR 重建图像：原图箭头 L 为锤骨柄；1. 砧骨长脚；2. 前庭池；3. 闭锁的前庭窗骨板；4. 低垂、遮挡的面神经。

术前影像提示锤砧骨形态良好，镫骨畸形且位于面神经表面，前庭窗骨性闭锁，面神经低垂、遮挡闭锁板，内耳未见明确畸形。

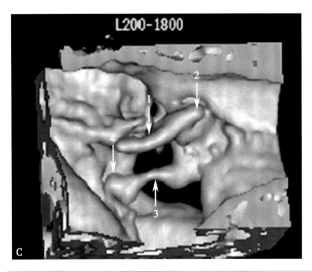 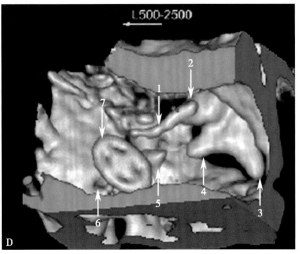

C. 术前 CTVR 三维图像：1. 锤骨柄；2. 锤骨短突；3. 砧骨长脚；4. 粗大畸形的镫骨上结构。D. 术后 CTVR 三维图像：1. 锤骨柄；2. 锤骨短突；3. 砧骨短脚；4. 截短后的砧骨长脚残端；5. 术中未予处理的残留畸形镫骨上结构，位于面神经管表面；6. 鼓岬（鼓阶起始段）开窗处，TORP 底座放置处；7. 人工听小骨顶盘，滤除表面软骨和鼓膜。

术前 CTVR 三维图像见砧骨形态正常、连接良好，镫骨上结构粗大畸形；术后图像去除部分镫骨上畸形结构及砧骨长脚，在鼓岬处置入 TORP，位置良好。

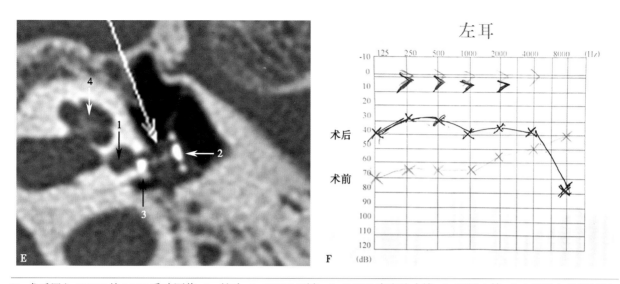

E. 术后置入 TORP 的 MPR 重建图像：1. 鼓阶；2. TORP 顶盘；3. TORP 底座的小柱；4. 耳蜗中转，上方顶盘与鼓膜接触。
F. 术后 2 个月复查的纯音听阈图。

MPR 中见在耳蜗下方的鼓阶起始端处开窗，置入 TORP，下方小柱位于鼓阶；听力图可见术后该患者听阈较术前提高了约 35dB，但是由于此途径并非正常生理传导途径，加之机械传导的能量损耗，仍有 20dB 的骨 - 气导差。

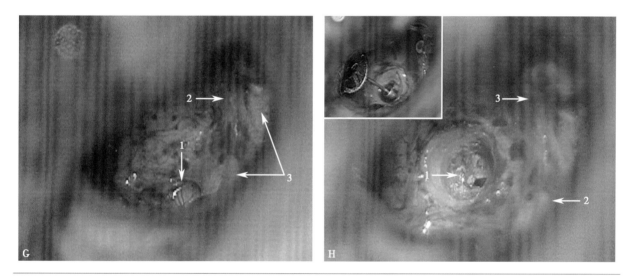

G. 术中暴露病变实时图像：1. 蜗窗龛；2. 畸形的镫骨上结构；3. 裸露的面神经，低垂，遮盖闭锁的前庭窗区域，上方可见畸形、粗大的镫骨上结构，但蜗窗龛结构清晰。H. 术中鼓岬开窗重建听力实时图像：1. 鼓岬开窗位置；2. 面神经；3. 镫骨上结构。

术中在磨除鼓阶起始处的鼓岬骨质，但保留其骨内衣（防止其淋巴外漏），其上覆盖筋膜后，置入 TORP 与鼓膜连接（如 H 图小图所示），此时还未放置顶盘上软骨片。

病例 7

【病史回顾】　患者男性学龄期儿童，因左耳自幼听力差入院。入院检查示左耳外耳道正常，鼓膜完整。听力学检查示中重度传导性听力损失，术前气导听阈为 60dB HL、骨导听阈为 10dB HL，鼓室图为 A 型，盖莱试验阴性。术后气导提高至 30dB HL。

【病例要点】

- **影像学检查**：提示左侧锤骨、镫骨畸形，前庭窗骨性闭锁，面神经畸形、分叉，且覆盖前庭窗闭锁处。

- **手术策略**：鼓岬开窗（鼓阶起始段），在鼓阶与锤骨柄之间植入钛质TORP，建立第三窗传导机制。

图4-3-18 先天性听骨链畸形（Ⅲ型，前庭窗区域畸形）影像学表现和术中所见

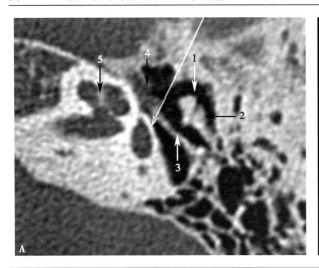
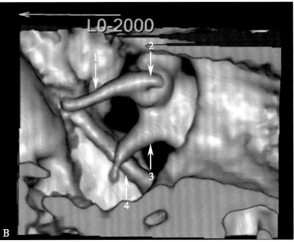

A. 前庭窗层面轴位HRCT图像：1. 锤骨头；2. 砧骨体；3. 畸形的面神经管；4. 面神经水平段；5. 耳蜗，原图大箭头指示闭锁的前庭窗骨板。B. CTVR三维图像：1. 镫骨柄；2. 锤骨短突；3. 砧骨长脚；4. 面神经管。

图像提示锤骨形态好，砧骨长脚远端纤细，镫骨未见显示，前庭窗骨性闭锁，面神经水平段膨大，锥曲段畸形。

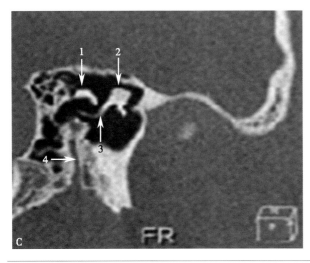
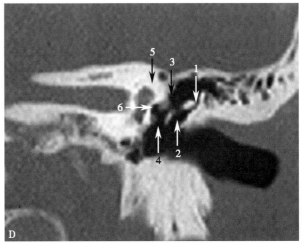

C. 锤砧骨MPR重建图像：1. 发育异常的镫骨上结构；2. 锤砧关节；3. 纤细的砧骨长脚；4. 面神经管。D. 冠状位HRCT图像（显示前庭窗层面）：1. 砧骨体；2. 砧骨长脚；3~4. 面神经鼓室段，呈分叉状在鼓室内走行，位于前庭窗上下缘；5. 前庭池；6. 闭锁的前庭窗。

MPR图像提示砧骨长脚纤细，镫骨上结构发育异常、移位。术前HRCT提示正常位置未见镫骨，前庭窗骨性闭锁，闭锁板上下方被畸形的面神经遮挡，内耳未见明确畸形。

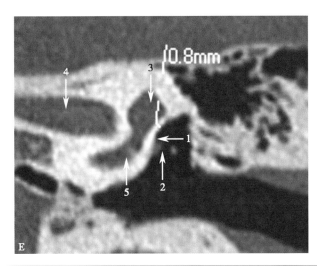
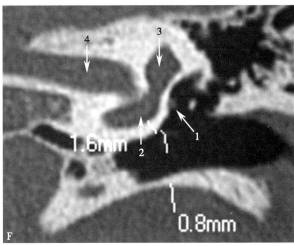

E~F. 冠状位前庭窗层面连续图像(测量闭锁板及鼓阶起始段骨质厚度)。E. 1. 前庭窗闭锁板；2. 面神经；3. 前庭池；4. 内耳道；5. 鼓阶。F. 1. 面神经；2. 鼓阶；3. 前庭池；4. 内耳道。

术前精准测量：明确前庭窗闭锁板处骨质厚度 0.8mm，由于面神经遮挡前庭窗，进一步测量鼓阶开窗处厚度，见其靠近前庭窗处骨质较菲薄约 0.8mm、下方最厚处达到 1.6mm，从而精准确定开窗位置。

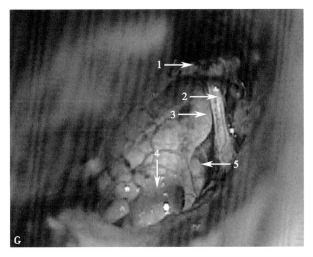
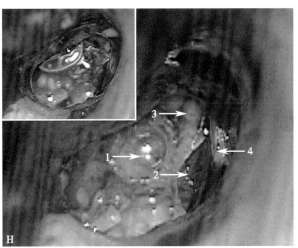

G. 术中暴露病变实时图像：1. 锤骨颈；2. 鼓索；3. 面神经；4. 蜗窗龛；5. 砧骨长脚及畸形的镫骨上结构。H. 术中鼓岬开窗重建听力实时图像：1. 鼓岬开窗位置；2. 横跨面神经上的砧镫关节；3. 面神经；4. 鼓索。

术中可见面神经粗大、低垂，骑跨于闭锁的前庭窗区域，上方可见畸形、粗大的镫骨上结构，蜗窗龛结构清晰。由于面神经低垂，无法在原前庭窗区开窗，故术中在磨除鼓阶起始处的鼓岬骨质，但保留其骨内衣(防止淋巴液外漏)，其上覆盖筋膜后，植入 TORP 与鼓膜连接(如 H 图小图所示)。

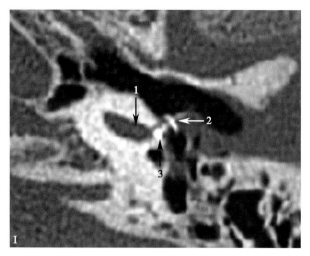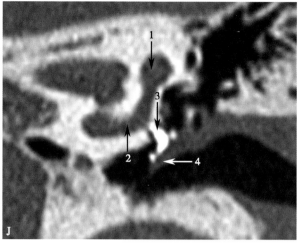

I. HRCT 术后轴位鼓岬开窗层面图像：1. 鼓阶；2. TORP 顶盘；3. TORP 底座的小柱。J. HRCT 术后冠状位鼓岬开窗层面图像：1. 前庭池；2. 鼓阶；3. TORP；4. 鼓膜。

图中可见在开窗位置的鼓阶起始端，TORP 植入深度适合，与鼓阶接触而没有深入其内，上方顶盘与鼓膜接触紧密。

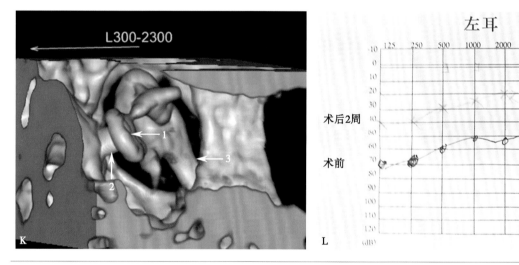

K. CTVR 三维图像（显示植入的 TORP）：1. TORP 顶盘；2. TORP 中间连杆；3. 砧骨短脚。L. 术后 2 周复查听力图与术前听力图对比。

三维重建图像可见 TORP 底座位于鼓岬内，下方结构无法显示，顶盘上的软骨被滤除。术后听力图可见术后该患者听力较术前提高了约 25dB，因为传导途径并非正常生理传导途径，加之人工连接，仍存在 25dB 的骨-气导差。

病例 8

【病史回顾】 患者女性学龄期儿童，因双耳中重度听力损失、右侧较重入院。入院检查示右耳外耳道正常，鼓膜完整。纯音听阈测试示骨导听阈为 10dB HL、气导为 70dB HL，鼓室图为 A 型，盖莱试验阴性。术后气导听阈提高至 30dB HL。

【病例要点】

- **影像学检查：**提示右侧镫骨畸形，前庭窗骨性闭锁，面神经低垂、部分覆盖前庭窗闭锁处。
- **手术策略：**右侧鼓岬开窗（鼓阶起始段），在鼓阶与锤骨柄之间植入钛质 TORP，建立第三窗传导机制。

图 4-3-19 先天性听骨链畸形（前庭窗区域畸形Ⅲ型）影像学表现和术中所见

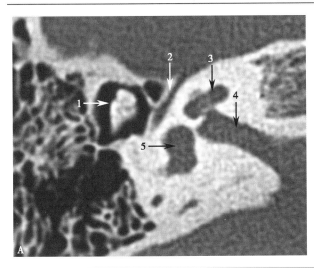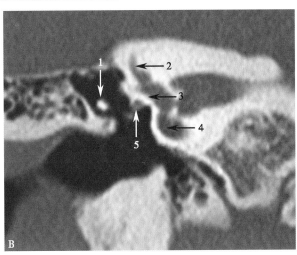

A. 轴位 HRCT 图像：1. 锤砧关节的冰淇淋样结构；2. 面神经管水平段；3. 耳蜗；4. 蜗神经；5. 前庭。B. 冠状位 HRCT 图像：1. 砧骨长脚；2. 前半规管；3. 前庭池及闭锁的前庭窗骨板；4. 耳蜗起始端；5. 低垂、遮窗的面神经。

术前影像提示锤砧关节正常，未见正常的镫骨显示，前庭窗骨性闭锁，面神经水平段裸露低垂，大部分遮挡前庭窗，砧骨长脚部分与面神经接触。

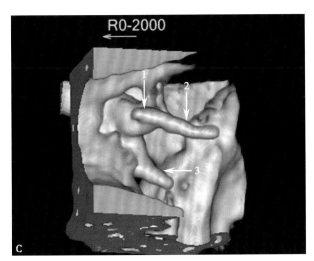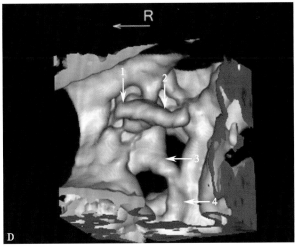

C ~ D. CTVR 三维图像（旋转观察角度，查看听骨链）：1. 锤骨短突；2. 锤骨柄；3. 砧骨长脚；4. 畸形的镫骨上结构。

三维影像可见锤骨、砧骨形态正常、连接好，砧骨长脚变短，远端与畸形的镫骨上结构形成异常连接，未见正常形态。

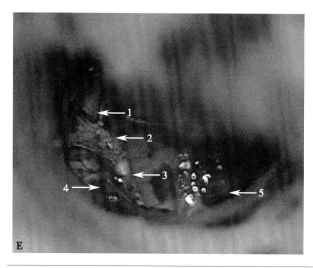
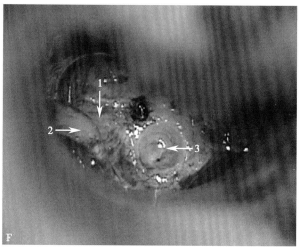

E. 术中暴露病变实时图像：1. 面神经水平段；2. 砧骨长脚；3. 镫骨上结构；4. 面神经；5. 蜗窗龛。F. 术中鼓岬开窗实时图像：1. 面神经水平段；2. 砧骨长脚；3. 鼓岬开窗位置。

术中可见砧骨长脚缩短，镫骨上结构发育不全，面神经低垂，遮盖闭锁的前庭窗区域，蜗窗龛结构尚清晰。术中磨除鼓阶起始处的鼓岬骨质，但保留其骨内衣，以防止淋巴外漏。

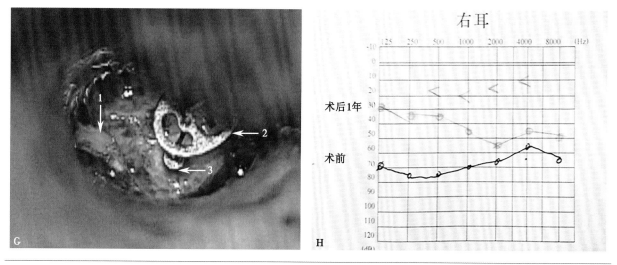

G. 术中植入听小骨实时图像：1. 砧骨长脚；2. 置入的 TORP 顶盘；3. 置入鼓岬开窗处的 TORP 底座小柱。H. 术后 1 年复查的听力图。

术中未触动砧骨长脚、面神经及畸形的镫骨，在鼓阶起始处开窗，其上覆盖筋膜后，置入 TORP，上方与锤骨柄连接。术后听力图可见术后该患者听力较术前明显提高。3 年后再次复查较前次下降 10dB。

病例 9

【病史回顾】　患者男性学龄期儿童，因自幼左耳听力差入院。入院检查左耳外耳道、鼓膜正常。听力学检查示传导性听力损失，鼓室图为 A 型，盖莱试验阴性。

【病例要点】

・**影像学检查**：提示左侧砧骨长脚、镫骨畸形、前庭窗骨性闭锁，面神经畸形、分叉，且覆盖前庭窗闭锁处。

・**手术策略**：面神经分叉后既覆盖前庭窗闭锁处又覆盖于鼓岬表面，无法行鼓阶开窗，故放弃进一步手术。

图4-3-20　先天性听骨链畸形（前庭窗区域畸形Ⅲ型）影像学表现和术中所见

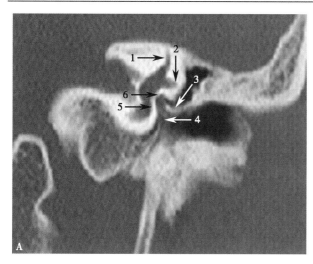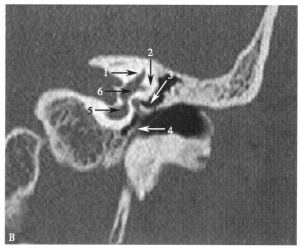

A ~ B. 冠状位 HRCT 前庭窗连续层面（左侧）：1. 前半规管；2. 外半规管；3. 畸形的镫骨上结构；4. 低垂的面神经；5. 鼓阶起始端；6. 前庭池及闭锁的前庭窗骨板。

术前影像提示患者砧骨长脚、镫骨畸形，前庭窗骨性闭锁，面神经低垂、遮挡闭锁板并且向下方延伸覆盖部分鼓岬表面，内耳未见明确畸形。

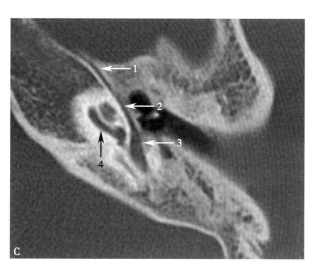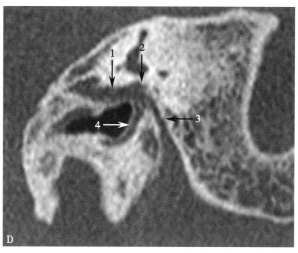

C. 轴位 HRCT 图像（显示面神经鼓室段层面）：1. 岩浅大神经；2. 面神经鼓室段；3. 膨大的面神经锥曲段；4. 耳蜗底转。

D. 面神经管 MPR 重建图像：1. 面神经鼓室段；2. 面神经锥段；3. 面神经垂直段分支一，位于相对正常走行的垂直段骨管内；4. 面神经垂直段分支二，位于鼓室内。

可见面神经管水平段完整，但走行偏长，前方可疑岩浅大神经，面神经锥段膨大，并自此起垂直段分为两支，一支沿正常路径走行至茎乳孔出颅，一支在后鼓室内走行。

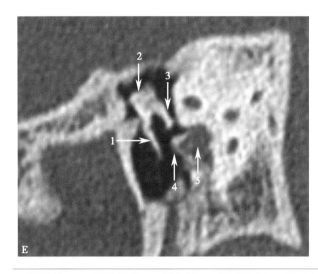

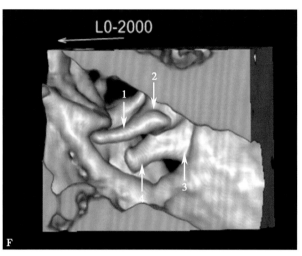

E. 听骨链 MPR 重建图像：1. 锤骨柄；2. 锤砧关节；3. 砧骨长脚；4. 镫骨上结构；5. 面神经。F. CTVR 三维图像（显示患侧听骨链）：1. 锤骨柄；2. 锤骨短突；3. 砧骨体；4. 畸形的砧骨长脚。

综合 E、F 两图可见锤骨形态正常，砧骨长脚远端缺损、粗大，砧镫骨不连接，镫骨结构异常，下方为低垂裸露的面神经，前庭窗骨性闭锁。

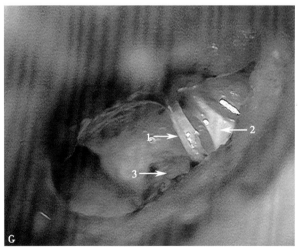

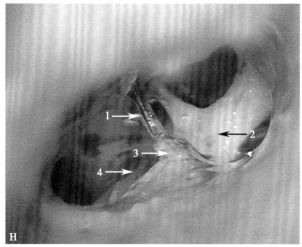

G. 术中进入鼓室暴露病变实时图像；1. 鼓索；2. 畸形的镫骨上结构；3. 鼓岬表面的面神经。H. 术中实时图像（进一步扩大外耳道后壁，局部放大）；1. 鼓索；2. 畸形的镫骨上结构，下方为面神经；3. 锥隆起；4. 鼓岬表面的面神经。

术中见面神经遮挡前庭窗并覆盖于鼓岬表面，未见蜗窗龛结构，无法行前庭窗及鼓阶开窗，故放弃手术。

（杨 凤 赵丹珩 刘 阳）

第五章

耳 硬 化 症

　　耳硬化症主要病理为耳囊骨质局灶性吸收破坏、富含血管的海绵状骨组织形成、骨质沉着骨化。这一病理过程如果发生在前庭窗周围，则称为耳硬化症。1704 年由 Valsava 首次发现，1872 年由 Anton Von Tröltsch 首先命名，表现为鼓膜完整的传导性听力损失，鼓室图为 A 型，盖莱试验阴性，CT 影像的主要诊断要点在于：①常规 HRCT 前庭窗及耳蜗区域可见不均匀低密度影，即"双环征"；② MPR 和 CTVR 重建显示完整的听骨链，这是鉴别排除听骨链中断和听骨链畸形的重要影像依据。耳硬化症主要外科手术策略起于 19 世纪，以镫骨撼动术为初步尝试，逐渐发展成为 Shea 1958 年首次开展的镫骨全切除及镫骨部分切除术（ total stapedectomy and partial stapedectomy ），20 世纪 80 年代发展为足板微孔开窗后 Piston 植入技术，主要为足板机械钻孔和激光打孔（图 5-0-1 ）。本节以典型病例形式介绍耳硬化症的影像学表现和主要手术策略。

图 5-0-1　耳硬化症主要手术方式的演变示意图

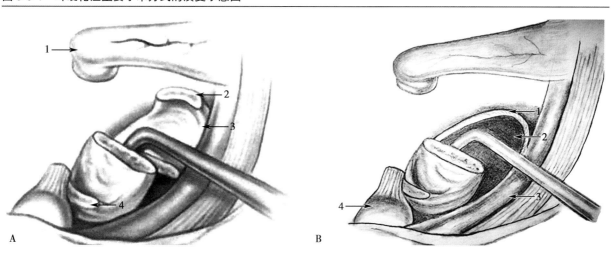

A　　　　　　　　　　　　　　　　　　　B

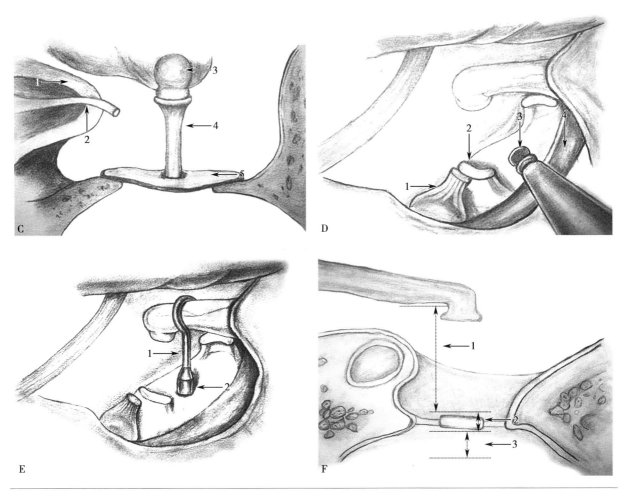

A. 足板部分切除：1. 砧骨豆状突；2. 切断的镫骨前脚根部；3. 足板；4. 后脚根部。B. 足板全切除：1. 镫骨环状韧带；2. 前庭池；3. 面神经；4. 锥隆起。C. 足板切除后筋膜覆盖前庭窗：1. 锥隆起；2. 镫骨肌腱；3. 砧骨豆状突；4. 桥接假体；5. 筋膜。D. 微孔技术，足板中央偏后打孔：1. 镫骨肌腱；2. 切断的镫骨后脚；3. 足板微孔直径 0.8mm 左右；4. 面神经骨管。E. Piston 植入，类似活塞装置：1. Piston；2. 足板微孔内小柱。F. Piston 长度选择常用参数：1. 砧骨长脚下缘至足板鼓室面距离 3.75mm；2. 足板厚度 0.25mm；3. 足板前庭池面至插入前庭池内 Piston 底座距离 0.5mm，故 Piston 长度为 3.75mm＋0.25mm＋0.5mm＝4.50mm。足板前庭池面至椭圆囊距离通常 0.75mm 左右，故 Piston 长度选择以 4.25～4.5mm 为宜。（此图由高永平绘）

病例 1

【病史回顾】 患者中年女性，因进行性听力下降 3～4 年入院。入院检查鼓膜完整。听力学检查示传导性听力损失，鼓室图为 A 型，盖莱试验阴性。

【病例要点】

· **影像学检查**：CT 影像检查听骨链完整。

· **手术策略**：激光镫骨足板打孔，钛质 Piston 植入。

图 5-0-2 耳硬化症影像学表现和术中所见

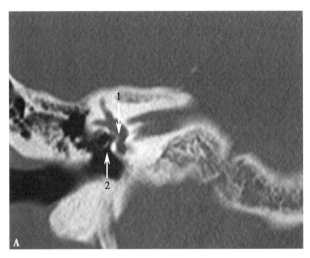 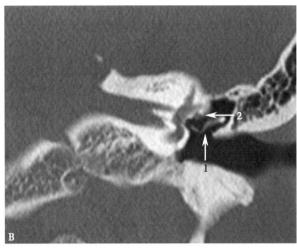

A. 冠状位 HRCT 图像（右）：1. 镫骨足板；2. 镫骨上结构。B. 冠状位 HRCT 图像（左）：1. 砧镫关节；2. 面神经鼓室段。
常规 HRCT 能够很好显示镫骨足板及面神经的位置，正常面神经位于外半规管下方，否则考虑面神经走行畸形，耳硬化症患者通常不伴有面神经畸形。在常规冠状位 HRCT，足板为低密度影，可见镫骨上结构和砧镫关节，但不完整，需结合 MPR 图像。

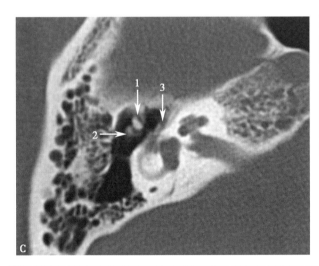 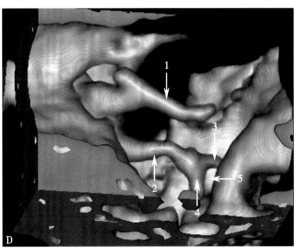

C. 轴位 HRCT 图像：1. 锤骨小头；2. 砧骨体；3. 面神经鼓室段，这一层面为锤砧关节层面，可见面神经鼓室段、外半规管和高密度影的面神经骨管，但水平段骨管很薄，因 CT 分辨率所限，不一定都能显示骨管。D. CTVR 三维重建图像：1. 锤骨柄；2 砧骨长脚；3. 镫骨前脚；4. 镫骨后脚；5. 镫骨足板。
这一三维图像提示形态完整的听骨链，是与鼓膜完整的先天性听骨链畸形、外生性听骨链中断、鼓室硬化的重要鉴别手段。

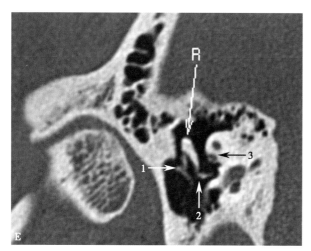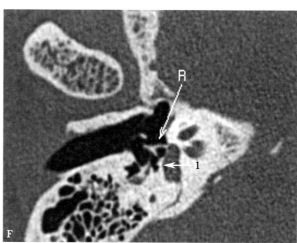

E. 锤砧骨 MPR 图像：1. 包裹在鼓膜中的锤骨；2. 砧镫关节；3. 面神经骨管；R. 原 CT 中标识符，表示右侧砧骨。F. 镫骨 MPR 图像：1. 镫骨后脚根部骨化灶；R. 原 CT 中标识符表示右侧镫骨。

MPR 图像完整显示听骨链、锤砧关节和砧镫关节，面神经管鼓室段横切面位于外半规管下方，镫骨结构和前庭池、镫骨足板后部可见高密度影，提示骨性结构。

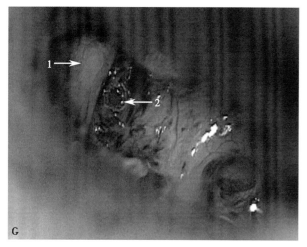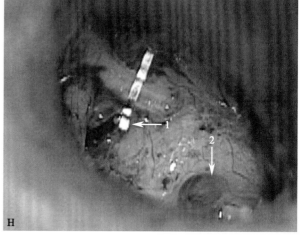

G. 术中足板激光打孔实时图像：1. 面神经鼓室段，骨管完整；2. CO_2 激光足板一次性打孔，打孔位置位于足板中央偏后，以避免损伤椭圆囊，激光发射时切勿抖动或偏离而损伤面神经。H. 术中植入 Piston 实时图像：1. 植入钛质 Piston，长度为 4.25mm；2. 蜗窗龛。

病例 2

【病史回顾】 患者青年男性，因进行性听力下降 2 年入院。入院检查鼓膜完整。听力学检查示传导性听力损失，鼓室图为 A 型，盖莱试验阴性。

【病例要点】

- 影像学检查：术后 CT 影像显示钛质 Piston 植入位置。
- 手术策略：激光镫骨足板打孔。

图 5-0-3 耳硬化症影像学表现和术中所见

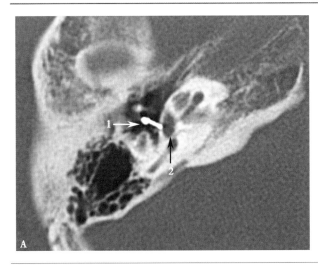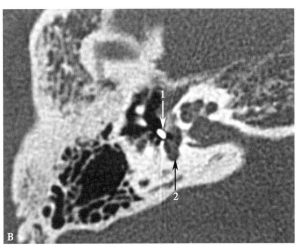

A. 轴位 HRCT 图像：1. Piston；2. 前庭池。B. 轴位 HRCT 图像（图 A 的邻近层面）：1. Piston；2. 前庭池。

该 HRCT 两个相邻的水平位层面显示术后 Piston 活塞进入前庭池的位置良好，并且开窗大小合适，但是对其全貌无法显示。

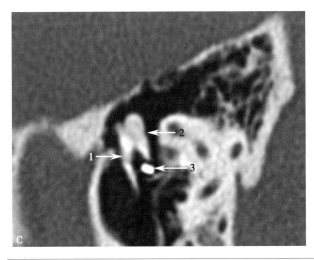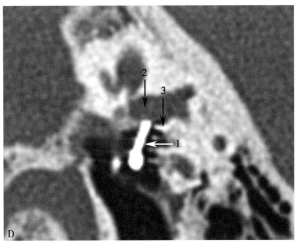

C. 锤砧骨 MPR 图像：1. 锤骨；2. 砧骨；3. Piston 挂钩。D. 镫骨 MPR 图像：1. Piston 小柱；2. 前庭池；3. 增厚的镫骨足板。

MPR 图像可见锤骨、砧骨整体形态完整，砧骨长脚处可见金属密度影，原有的镫骨上结构已经被切除，Piston 小柱从足板开窗处进入前庭池。

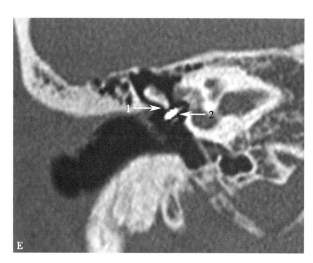

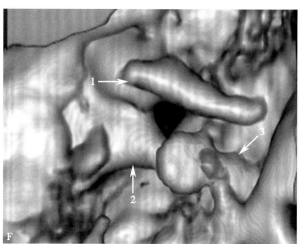

E. 冠状位 HRCT 图像：1. 砧骨长脚；2. Piston，这一层面可见钛听小骨与砧骨长脚存在连接，伪影导致砧骨长脚显示不全。F. CTVR 三维图像（显示听骨链全貌）：1. 锤骨；2. 砧骨；3. Piston。

可见术后锤砧骨结构完整，砧骨长脚与 Piston 挂钩连接好。

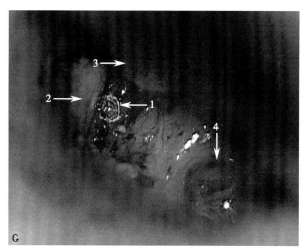

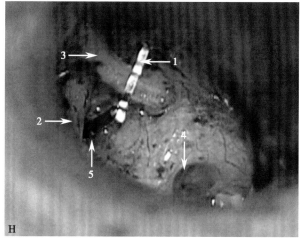

G. 术中足板打孔实时图像：1. CO$_2$ 激光向镫骨足板发射瞬间，可见红色光斑；2. 面神经水平段，可见表面血管；3. 砧骨长脚；4. 蜗窗龛。H. 术中安置 Piston 实时图像：1. Piston 钛夹，钳夹于砧骨长脚；2. 面神经水平段；3. 砧骨长脚；4. 蜗窗龛；5. 放置完毕的 Piston。

术中激光发射瞬间切记勿损伤面神经，足板微孔打开后滴入地塞米松注射液，Piston 钛夹夹于砧骨长脚不可过紧，以免砧骨长脚缺血坏死。

病例 3

【病史回顾】 患者青年男性,因进行性听力下降 1 年入院。入院检查鼓膜完整。听力学检查示传导性听力损失,鼓室图为 A 型,盖莱试验阴性。

【病例要点】

- **影像学检查**:提示听骨链完整。
- **手术策略**:激光镫骨足板打孔,植入钛质 Piston。

图 5-0-4 耳硬化症的影像学表现和术中所见

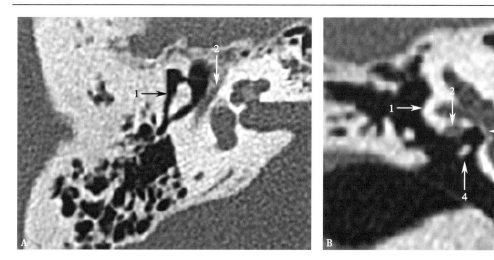

A. 轴位 HRCT 图像:1. 锤砧关节;2. 面神经鼓室段。B. 冠状位 HRCT 图像:1. 外半规管;2. 面神经鼓室段;3. 镫骨足板;4. 镫骨上结构。

该患者颞骨 HRCT 上并无明显异常表现,乳突气化好,听小骨结构清晰,面神经走行无异常,前庭窗处未见增生骨质。

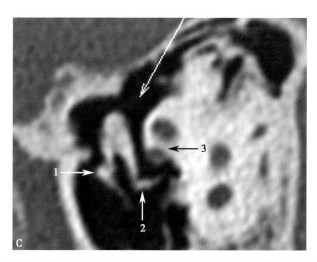 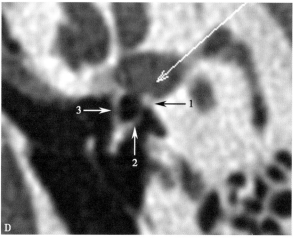

C. 锤砧骨 MPR 图像:1. 锤骨;2. 砧镫关节;3. 面神经骨管。D. 镫骨 MPR 图像:1. 镫骨足板后缘;2. 镫骨后脚;3. 镫骨前脚,长白箭头为原图标识。

MPR 图像可见锤骨、砧骨整体形态较好,锤骨短突、砧骨豆状突等细节都可显示,锤砧关节形态标准,无钙化增生等异常密度影迹象。可清晰显示镫骨轮廓,特别是纤细的镫骨前后脚均显示良好,镫骨足板中央处无明显骨质增厚,为软骨影像。

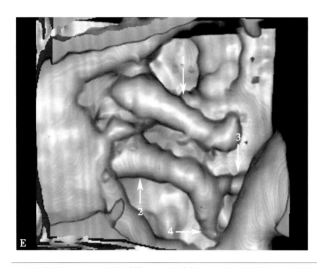
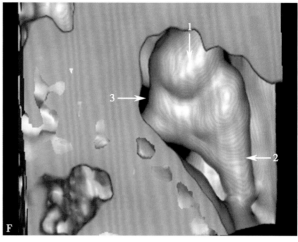

E. 听骨链 CTVR 三维图像：1. 锤骨柄；2. 砧骨长脚；3. 前脚；4. 后脚，这一三维图像提示形态完整的听骨链，由于角度所限，未能完全显示镫骨足板。F. 上鼓室听小骨 CTVR 三维图像（通过角度转换，自上鼓室自锤骨柄方向观察，显示了隐藏于上鼓室内的听小骨）：1. 锤骨小头；2. 砧骨体；3. 砧骨短脚。

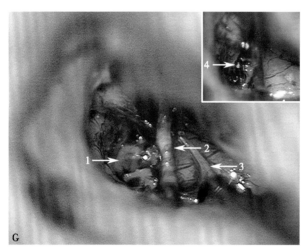
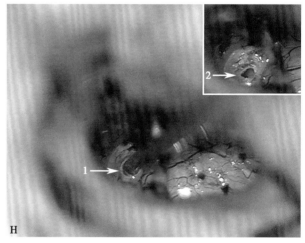

G. 术中实时图像（在不具备激光设备条件时，选择三棱针开窗）：1. 镫骨足板；2. 鼓索；3. 离断后的镫骨上结构；4. 植入的 Piston。H. 术中足板机械钻孔实时图像：1. 三棱针足板开窗；2. 小图为足板开窗后显露前庭池。

开窗时切记勿将足板骨折部分掉入前庭池，开窗碎骨块掉入前庭池尽量不要取。

病例 4

【病史回顾】 患者中年女性，因进行性听力下降数年入院。入院检查见鼓膜完整。听力学检查示传导性听力损失，鼓室图为 A 型，盖莱试验阴性。

【病例要点】

- **影像学检查：**听骨链完整。
- **手术策略：**镫骨足板钻孔，保留镫骨肌腱，植入钛质 Piston。

图 5-0-5 耳硬化症影像学表现和术中所见

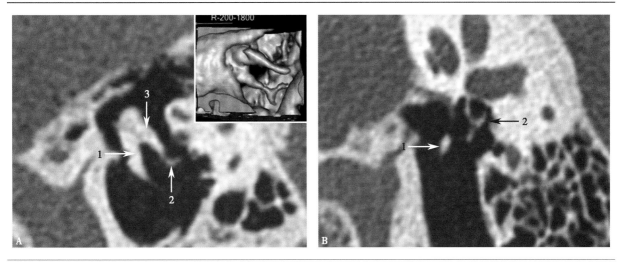

A. 锤砧骨 MPR 图像：1. 锤骨；2. 砧镫关节；3. 砧骨，小图为听骨链 CTVR 三维图像，图中可见锤骨、砧骨整体形态较好，锤骨短突、砧骨豆状突等细节都可显示，锤砧关节形态标准。B. 镫骨 MPR 图像：1. 锤骨柄，包埋于鼓膜中；2. 镫骨，形态完整，足板显示清晰，镫骨足板中央处无明显骨质增厚，为软骨影像。

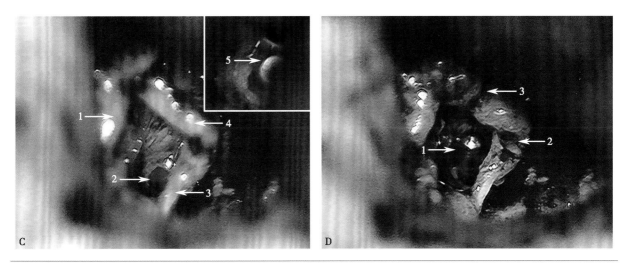

C. 术中实时图像：小图为在不具备激光设备条件时，选择低速金刚钻磨钻足板开窗；1. 鼓索；2. 镫骨足板开窗处，暴露前庭池；3. 保留的镫骨肌腱；4. 砧骨长脚；5. 用金刚钻行足板开窗，开窗位置在足板中央偏后，以避免损伤椭圆囊。D. 术中置入 Piston 实时图像：1. 植入的 Piston；2. 砧镫关节；3. 钛质 Piston 挂钩，砧骨长脚表面包裹一薄层筋膜，以防止 Piston 挂钩直接卡夹长脚引起骨性缺损坏死。

与传统镫骨手术不同，该手术仅切除镫骨前后脚，保留镫骨肌腱，目的是通过镫骨肌的反射以防 Piston 振动时对内耳的潜在影响。

（赵丹珩 刘 阳）

第六章

面神经疾病

面神经颞骨内走行中，涉及面神经麻痹的疾病包括外伤及手术损伤、中耳炎性疾病、颞骨良/恶性肿瘤、神经本身的病毒感染与神经肿瘤等。中耳炎性疾病及先天性畸形所涉及面神经影像已在相关章节中描述，本章仅介绍特发性面神经麻痹及肿瘤性疾病的面神经管二维影像及相关手术策略。

面神经影像检查的目的是判断颞骨内面神经管的走行是否存在畸形、破坏、骨折等情况。由于面神经在颞骨内的走行并不在同一平面，而呈现一个三维空间。而常规 HRCT 仅能显示局部的信息，因此面神经管 MPR 图像尤其重要。它能够在颞骨内全程显示面神经管走行，为外科治疗提供了十分重要的影像信息。

面神经减压术是恢复面神经功能的常用手术治疗方法。由于面神经在颞骨内走行在封闭的骨管内，以至于在外伤、感染时，骨管内神经组织因密闭管腔的压力导致神经水肿、充血及血液循环障碍，久而久之出现神经组织变性及纤维化。减压的目的是裸露面神经并解除其压力，改善血液供应，促进面神经功能的恢复。

颞骨内肿瘤及面神经本身的肿瘤（如神经鞘膜瘤、神经纤维瘤等）其外科治疗原则是在最大限度切除肿瘤的情况下保留面神经功能。

病例 1

【疾病回顾】 患者中年女性，左侧面神经麻痹 4 个月余入院。术前检查示面神经不完全性麻痹，House-Brackmann 分级为Ⅳ～Ⅴ级，外耳道、鼓膜正常，听力正常。

【病例要点】

· **影像学检查**：提示面神经走行无异常，面神经管完整。

· **手术策略**：经耳后入路行颞骨内面神经减压术。术中去除砧骨，面神经减压完成后行自体砧骨塑形重建听骨链。

图 6-0-1　Hunt 综合征影像学表现和术中所见

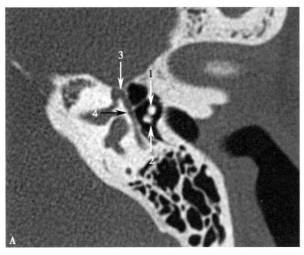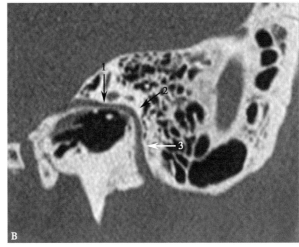

A. 轴位 HRCT 图像：1. 锤骨头；2. 砧骨体；3. 膝神经节；4. 面神经水平段。B. 面神经管 MPR 图像：1. 面神经管鼓室段；2. 面神经管锥段；3. 面神经管乳突段。

常规 HRCT 可见乳突气化良好，听小骨轮廓清晰，面神经管水平段完整。MPR 图像提示颞骨内面神经管全程完整，走行正常。

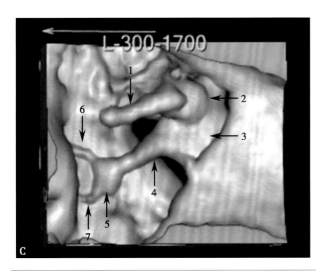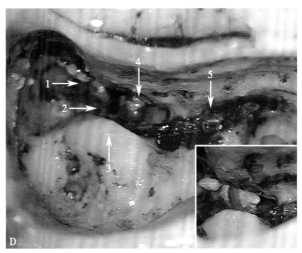

C. CTVR 三维图像：1. 锤骨柄；2. 锤骨小头；3. 砧骨体；4. 砧骨长脚；5. 镫骨小头；6. 镫骨前脚；7. 镫骨后脚。D. 减压完成后术中实时图像：1. 面神经管水平段；2. 面神经管锥段；3. 外半规管；4. 镫骨小头；5. 面神经管垂直段。

术中磨除面神经管，切开面神经鞘膜，可见面神经肿胀，为充分减压，术中暂时摘除砧骨，减压完毕后，砧骨体塑形后置入镫骨小头与锤骨柄之间（D 图小图所示）。

病例 2

【疾病回顾】　患者中年女性，因耳闷 2 个月余入院。术前检查示外耳道后壁隆起，鼓膜正常。听力学检查示骨导听阈正常，语言频率气导听阈平均下降 20dB HL。无面瘫，面肌诱发电图正常。

【病例要点】

·**影像学检查**：提示右侧中鼓室、乳突腔局限性低密度影，MPR 图像提示乳突内新生物包绕面神经垂直段并跨越茎乳孔。

• **手术策略:** 手术活检明确诊断,术中病理为面神经鞘膜瘤,由于患者当前面神经功能良好,且肿瘤性质为良性,同时打开的乳突腔为肿瘤膨胀生长提供空间,延缓面瘫时间,故未行手术切除,暂观察。目前患者已术后 3 年,出现面瘫(House-Brackmann 分级为Ⅲ级),行二次手术彻底切除,同时耳大神经移植。

图 6-0-2　面神经鞘膜瘤影像学表现和术中所见

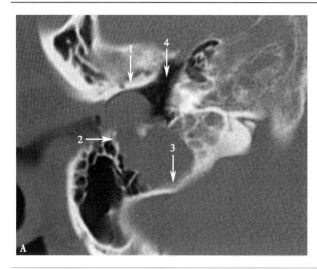
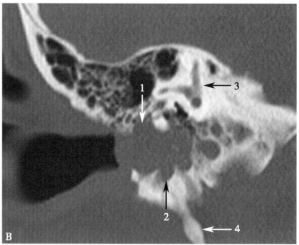

A. 水平位 HRCT 图像:1. 外耳道前壁;2. 外耳道后壁;3. 乳突腔后壁;4. 咽鼓管鼓室口。B. 冠状位 HRCT 图像:1. 外耳道后上壁;2. 外耳道后下壁;3. 前半规管及外半规管;4. 茎突。

常规 HRCT 可见颞骨新生物以垂直段为中心向外耳道和乳突内呈"哑铃"形状膨胀性生长,为面神经鞘瘤在轴位 CT 的特征性表现。肿物的质地比较均一、边界比较清晰,向前突破外耳道后壁进入外耳道,并向下发展至茎乳孔。

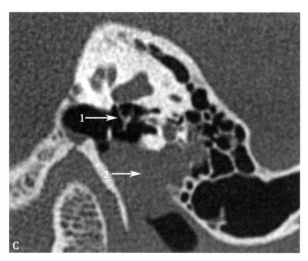
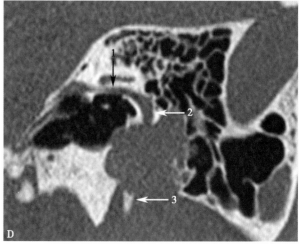

C. 镫骨 MPR 图像:1. 镫骨;2. 乳突外耳道肿物,提示乳突肿物突破外耳道后壁进入外耳道及鼓室,锤砧骨、镫骨完整。D. 面神经管 MPR 图像:1. 面神经鼓室段;2. 面神经乳突段;3. 茎突。

面神经管 MPR 图像提示乳突内肿物以面神经乳突段和茎乳孔为中心呈"喇叭口"状的膨胀性生长,为面神经管 MPR 图像的特征性表现。鼓室段未受累,但肿物向下生长,从茎乳孔向颞外发展。

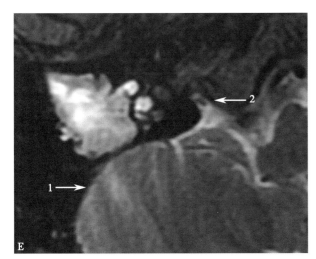
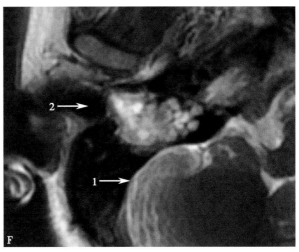

E. 水平位 MRI 图像：1. 小脑表面；2. 内耳道。F. 冠状位 MRI 图像：1. 小脑；2. 外耳道。

MRI 图像提示右侧颞骨内肿物跨越乳突和外耳道，呈混杂信号。

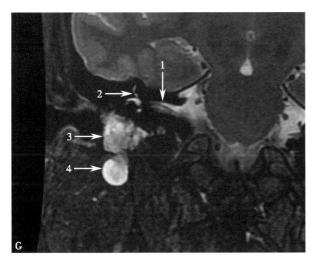
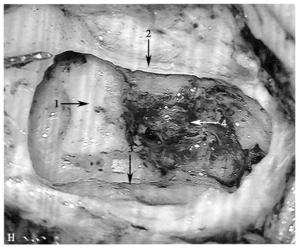

G. 冠状位 MRI 的 T_2WI 图像：1. 第Ⅶ、Ⅷ对脑神经内耳道段；2. 半规管；3. 乳突段肿物；4. 腮腺内侧、茎乳孔下方肿物；与颞骨内肿物相比，密度相对均匀，较长 T_2 信号，提示颞骨外肿瘤囊性变，与腮腺组织有明显界限。H. 术中实时图像：1. 外半规管；2. 外耳道后壁；3. 乙状窦；4. 面神经垂直段肿物。

术后病理为面神经鞘瘤，该鞘瘤累及面神经的乳突段和颞外段，中间狭窄处为茎乳孔处，由于肿瘤与腮腺密度接近，故在 CT 上未予明确显示，但 MRI 则提示明显界限。术中见肿物以面神经垂直段为中心生长，术中冰冻病理回报为面神经鞘膜瘤，如果行肿瘤切除，面神经缺损在 5cm 以上，即使行游离移植或舌下神经吻合，术后面神经功能只能恢复到 House-Brackmann 分级Ⅲ～Ⅳ级，目前该患者面神经功能正常，为保全面神经功能，未行肿瘤切除，术后定期随访。

（赵丹珩　刘　阳）

第七章

乙状窦相关搏动性耳鸣

搏动性耳鸣是由头颈部血管或其他血管相关疾病所产生异常声音,通过骨结构、血管或血流传送到内耳,使患者感受到与脉搏或心跳一致的声音,仰卧位更为明显,压迫同侧颈内动脉时声音消失或减轻。本病原因很多,本节所展示病例为乙状窦及其邻近骨质缺损、憩室形成所致的搏动性耳鸣。其可能的解剖学病因之一是病变对侧颅内静脉回流障碍,例如对侧颅内横窦狭窄或缺失,长期发展出现乙状窦静脉系统宽大至骨壁缺损或憩室形成(颅内正常静脉回流见图 7-0-1)。其病理形成机制是由于解剖变异,宽大的乙状窦内血流丰富、压力增高、血液湍流,血流对血管壁的冲击或乙状窦憩室内血液涡流造成骨质缺损后,加以乳突腔的空气共振而形成。常规轴位 CT 可见骨质缺损,CTA 可见骨质缺损、静脉血管影像、颅内脑组织影像界限,同时 CTA 可排除颅内动脉血管畸形;MRV 检查颅内静脉窦回流系统的三维影像可明确显示血管狭窄或缺失。手术策略以乙状窦及邻近骨壁缺损的修复、覆盖暴露在乳突腔内的静脉血管为主,静脉窦外的压迫填塞有导致血栓形成的风险,应慎重操作,特别是在对侧颅内静脉窦回流障碍的病例上更要谨慎地制订手术策略。

图 7-0-1 与颞骨相关的颅内静脉分布走行图

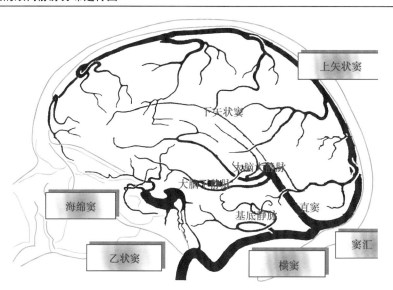

病例 1

【病史回顾】 患者中年女性，主因右侧持续与心跳一致的搏动性耳鸣 1 年余（仰卧位明显）入院。入院检查见鼓膜完整，听力正常，压迫同侧颈内动脉搏动性耳鸣消失，搏动平卧位较直立明显加重，血压心脏检查正常。

【病例要点】

- **影像学检查**：提示乙状窦与岩上窦交界处骨质缺损，此处血管突起呈憩室状。
- **手术策略**：乳突切开，以骨粉混合生物胶修复缺损的骨质，覆盖暴露的血管憩室。

图 7-0-2 乙状窦憩室相关搏动性耳鸣的影像学表现和术中所见

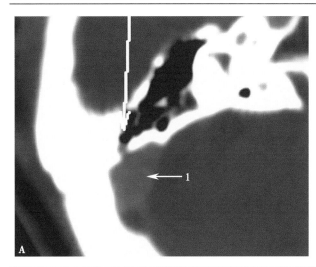
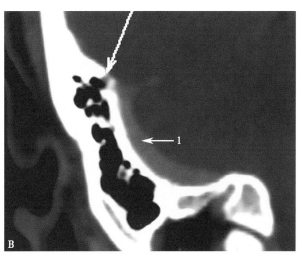

A. CTA 轴位图像：1. 乙状窦，白色长箭头为原始图像标识，指示缺损的乙状窦骨质。B. CTA 冠状位图像：1. 岩上窦，白色箭头为原图标识，指示乙状窦与岩上窦交界处骨质缺损。

CTA 图像所见骨质缺损处显示静脉窦血管呈憩室状突起。

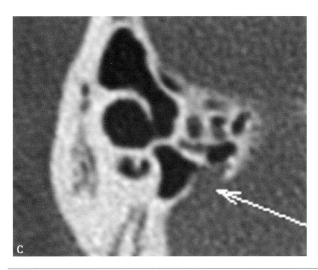
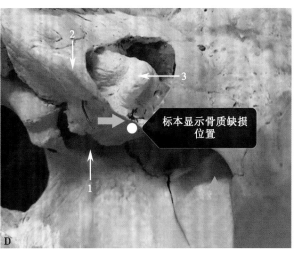

C. 轴位 HRCT 图像：白色长箭头指示乙状窦后壁处骨质缺损，相比 CTA 图像，乙状窦和颅后窝脑组织的软组织图像并不能区分。D. 右侧颅骨标本自上向下观察，去除岩骨颅中窝面弓状隆起周围骨质，暴露鼓窦腔：1. 岩下窦；2. 岩上窦；3. 前半规管轮廓，绿色箭头指示乙状窦与岩上窦交界处骨质缺损（白点和蓝色笔标记处），橙色箭头为乙状窦。

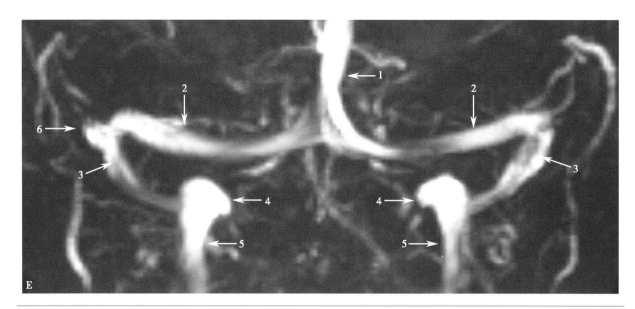

E. 颅内静脉 MRV 图像（可连续旋转，左右对照）：1. 上矢状窦；2. 横窦；3. 乙状窦；4. 颈静脉球；5. 颈内静脉；6. 右侧乙状窦憩室。

MRV 图像显示双侧横窦、乙状窦大小、粗细对称，但右侧乙状窦处血管突起呈憩室状，与 CTA 血管显示一致，判断为病变所在。

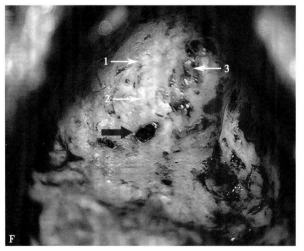 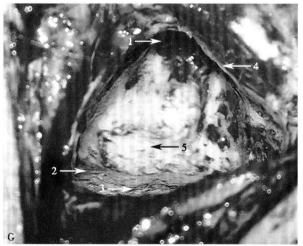

F. 术中暴露病变位置实时图像（暴露乳突腔显示病变和手术方法）：1. 前半规管平面；2. 前半规管后端总脚位置；3. 外半规管最隆起处，红色箭头指示骨质缺损处，位于前半规管平面后端总脚、乙状窦和岩上窦交界处。G. 术中修复乙状窦缺损实时图像：1. 鼓窦；2. 乙状窦；3. 乙状窦骨壁；4. 外耳道后壁；5. 骨粉混合生物胶修复缺损的骨质，覆盖暴露的血管憩室，尽量避免刺破或还纳憩室，防止出血。

病例2

【病史回顾】 患者中年女性,因左侧搏动性耳鸣2年入院。入院检查示耳鸣与脉搏一致,仰卧位明显,压迫左侧颈内动脉症状消失,心脑血管检查正常,鼓膜完整,听力正常。

【病例要点】

- **影像学检查**:提示左侧乙状窦与岩上窦、横窦交汇处骨质缺损。
- **手术策略**:经乳突骨粉修复重建缺损骨壁。

图7-0-3 乙状窦周围骨质缺损相关搏动性耳鸣的影像学表现和术中所见

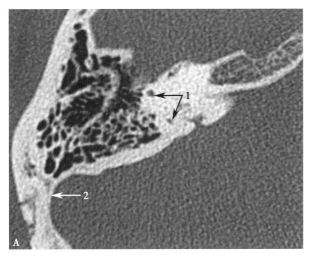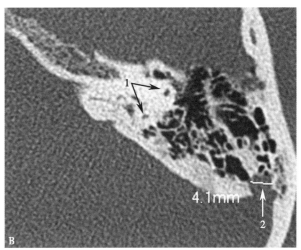

A. 轴位HRCT图像(右):1. 前半规管;2. 乙状窦及其骨壁。B. 轴位HRCT图像(左,与A图为同一层面):1. 前半规管;2. 横窦折返为乙状窦处。

轴位HRCT可见乳突气化良好,右侧乙状窦骨管完整,左侧前半规管层面横窦折返为乙状窦处,横窦部分骨质缺损,血管与乳突腔内气房接触,测量缺损宽度为4.1mm。

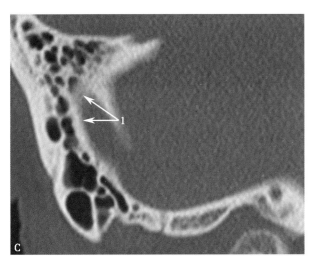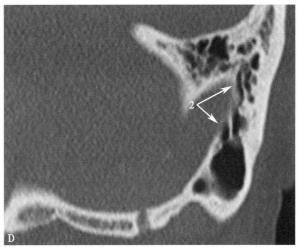

C～D. 冠状位HRCT同一层面左右对照图像:1. 右侧乙状窦;2. 左侧乙状窦。

冠状位HRCT可见右侧乙状窦骨管完整,左侧在后半规管后方层面(图中未显示后半规管)乙状窦两处骨质缺损。

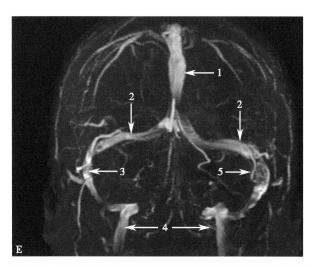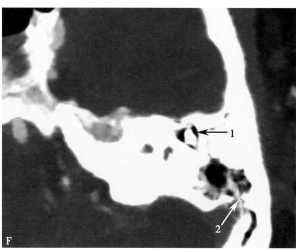

E. 颅内静脉 MRV 图像：1. 上矢状窦；2. 横窦；3. 右侧乙状窦；4. 颈静脉球和颈内静脉；5. 左侧略膨大的乙状窦，提示双侧横窦、乙状窦、颈内静脉回路通畅，此患者为左侧优势偏向，横窦移行为乙状窦处略膨大。F. 头颅 CTA 轴位图像：1. 锤骨小头；2. 乙状窦骨质缺损处。

可见此平面乙状窦前壁骨质缺损，但未形成憩室（由于 CTA 的扫描层厚大于 HRCT，以及头位的关系，此平面略低于 B 图显示平面，也反映了缺损的高度）。

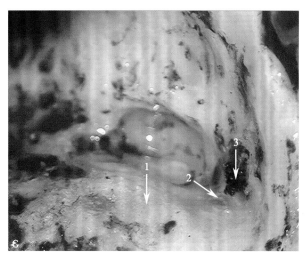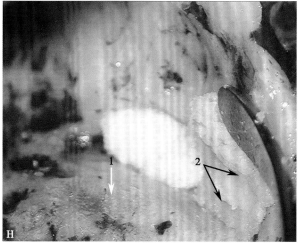

G. 术中暴露病变位置实时图像：1. 乙状窦；2. 乙状窦骨壁缺损处；3. 横窦骨壁缺损处。H. 术中修复病变位置实时图像：1. 乙状窦；2. 用自体骨粉修补骨质缺损处。

术中见横窦移行为乙状窦处两处骨质缺损，位于乙状窦脑膜角位置处，血管并未疝入乳突腔形成憩室。术中处理：取自体骨粉修补骨质缺损处，重建骨壁，术后耳鸣消失。

病例 3

【病史回顾】 患者中年女性，因右侧搏动性耳鸣半年入院。入院检查示耳鸣节律与脉搏一致，压迫同侧颈内动脉症状消失，外耳道、鼓膜完整，听力正常。

【病例要点】

- **影像学检查**：提示右侧乙状窦与岩上窦、横窦交汇处骨质缺损。
- **手术策略**：乳突切开，用骨粉修复重建缺损骨壁。

图 7-0-4 乙状窦周围骨质缺损相关搏动性耳鸣的影像学表现和术中所见

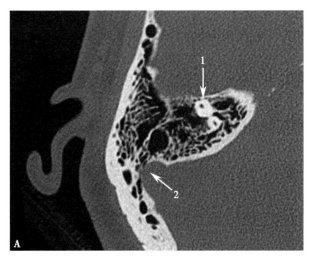
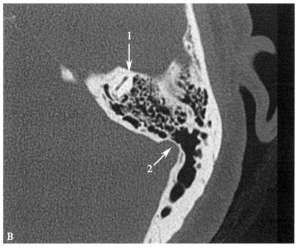

A. 轴位 HRCT 图像（右）：1. 前半规管 2. 乙状窦及其缺损的骨壁，血管与乳突腔内气房接触。B. 轴位 HRCT 图像（左）：1. 前半规管；2. 乙状窦及其骨壁。

轴位 HRCT 可见乳突气化良好，右侧乙状窦部分骨质缺损，左侧乙状窦骨管完整。

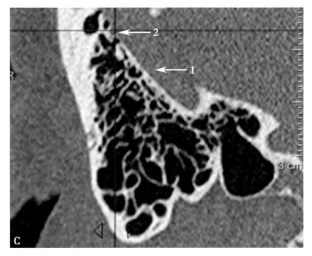
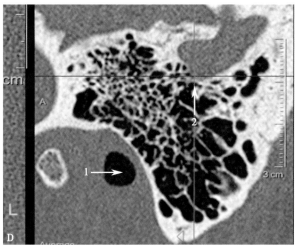

C. 冠状位 HRCT 图像：1. 右侧乙状窦；2. 乙状窦骨质缺损处。D. 矢状位 HRCT 图像处：1. 右侧外耳道；2. 乙状窦骨质缺损处。

HRCT 可见右侧乙状窦骨管骨质缺损处位置较高，位于乳突盖处、岩上窦汇入乙状窦处。

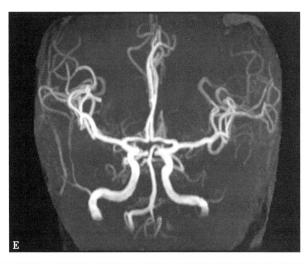
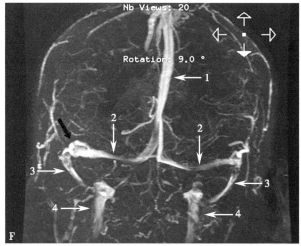

E. 颅内动脉 MRA 图像。F. 颅内静脉 MRV 图像：1. 上矢状窦；2. 横窦；3. 乙状窦；4. 颈静脉球和颈内静脉。

颅内动脉 MRA 图像提示：双侧颈内动脉、基底动脉、椎动脉等通畅、对称，未见异常变异。颅内静脉 MRV 图像提示：双侧横窦、乙状窦、颈内静脉回路通畅，此病例为右侧优势偏向，红色箭头指示右侧横窦移行为乙状窦、岩上窦汇入处膨大的静脉窦。

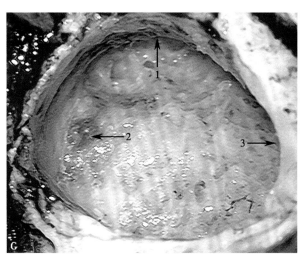
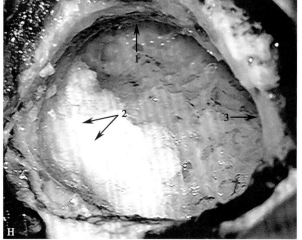

G. 术中病变部位实时图像：1. 鼓窦；2. 岩上窦、乙状窦骨壁缺损处；3. 乳突尖。H. 术中骨壁修复实时图像：1. 鼓窦；2. 自体骨粉修补骨质缺损处；3. 乳突尖。

术中见横窦移行为乙状窦、岩上窦汇入处骨质缺损，血管并未疝入乳突腔形成憩室。术中处理：取自体骨粉覆盖暴露的窦壁，修补缺损的骨质，重建骨壁，避免触及静脉窦壁引起出血。

病例 4

【病史回顾】　患者青年女性，因左侧搏动性耳鸣 3 年余入院。入院检查示耳鸣与脉搏一致，且月经期加重，压迫同侧颈内动脉症状消失。无高血压病史。

【病例要点】

- **影像学检查**：提示左侧乙状窦骨质缺损，对侧横窦缺如、乙状窦纤细。
- **手术策略**：乳突切开，避免压迫回纳血管，骨粉重建缺损的乙状窦骨壁。

图 7-0-5　乙状窦周围骨质缺损相关搏动性耳鸣的影像学表现和术中所见

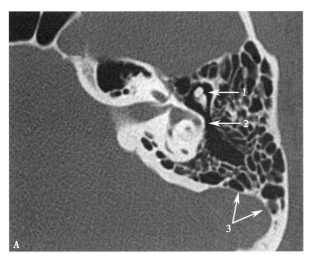 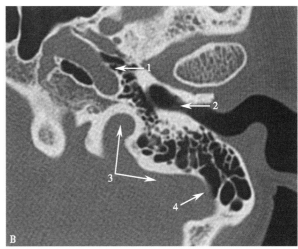

A. 轴位 HRCT 图像（左）：1. 锤砧关节；2. 外半规管；3. 乙状窦及其骨壁。B. 轴位 HRCT 图像（左，A 图的下层层面）：1. 颈内动脉；2. 外耳道；3. 乙状窦及颈静脉球；4. 乙状窦骨质缺损处。

轴位 HRCT 可见乳突气化良好，左侧乙状窦略粗大、颈静脉球高位，乙状窦在听小骨及半规管层面骨管完整，至外耳道层面处，外侧部分骨质缺损，血管与乳突腔内气房接触。

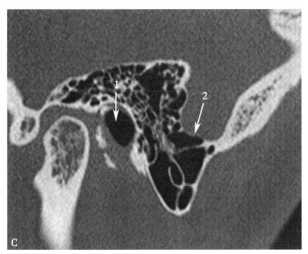 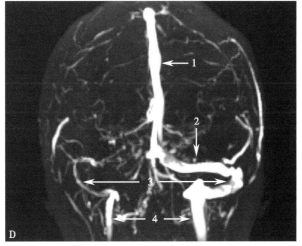

C. 冠状位 HRCT 图像（左）：1. 外耳道；2. 乙状窦骨质缺损处。D. 颅内静脉 MRV 图像：1. 上矢状窦；2. 横窦；3. 乙状窦；4. 颈静脉球和颈内静脉。

HRCT 图像提示该患者乙状窦骨质缺损平面位于外耳道层面，血管未形成憩室。MRV 图像提示该患者右侧横窦缺如或闭塞，同侧乙状窦、颈内静脉纤细；作为代偿，左侧横窦、乙状窦、颈内静脉管径粗大，丰富的血流可能为左侧形成乙状窦骨质缺损的原因。

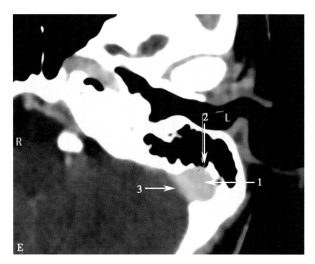
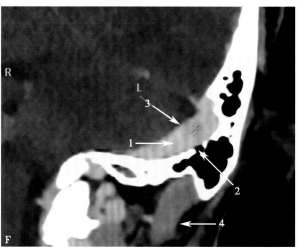

E. 轴位 CTA 图像：1. 左侧乙状窦；2. 乙状窦前壁骨质缺损处；3. 与乙状窦邻近的小脑。F. 冠状位 CTA 图像：1. 左侧乙状窦；2. 乙状窦骨质缺损处；3. 与乙状窦邻近的小脑；4. 颈内静脉。

CTA 图像提示：左侧乙状窦、颈内静脉粗大，乙状窦在外耳道层面前外侧部分骨质缺损，血管与乳突腔内气房接触，未形成憩室。

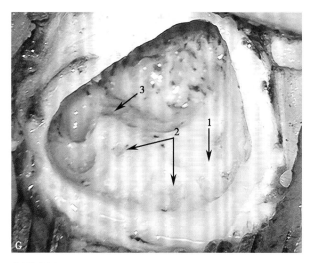
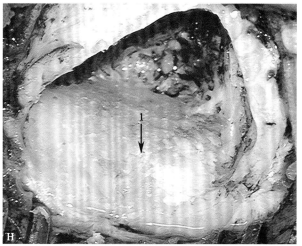

G. 术中实时图像：1. 乙状窦脑膜角；2. 乙状窦骨壁薄弱处，呈蓝色，表面仅覆盖少许薄弱骨质及缺损骨质，静脉窦管壁暴露；3. 乙状窦骨壁缺损处。H. 术中手术修复实时图像：1. 取自体骨粉修补骨质缺损处，整体加强其薄弱骨壁。

术中见乳突气化好，乙状窦前壁整体骨质较薄弱。术中注意避免损伤乙状窦血管壁而引起出血，因为损伤乙状窦血管壁后的压迫、填塞止血会导致血栓形成，在对侧横窦狭窄而血液回流又不能迅速代偿的情况下，会导致颅内压增高，从而危及生命。

病例 5

【病史回顾】　患者中年男性,因右侧搏动性耳鸣 2 年入院。入院检查示耳鸣与脉搏一致,压迫同侧颈内动脉症状消失。无高血压病史。

【病例要点】

- **影像学检查:**提示右侧岩上窦汇入乙状窦骨质处缺损,对侧横窦狭窄、乙状窦略纤细。
- **手术策略:**乳突切开,颞肌筋膜覆盖、骨粉重建缺损的乙状窦骨壁。

图 7-0-6　乙状窦周围骨质缺损相关搏动性耳鸣的影像学表现和术中所见

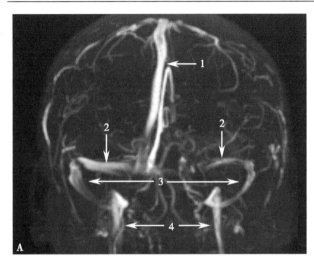
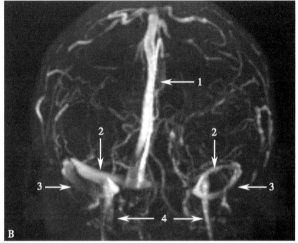

A~B. 颅内静脉 MRV 连续旋转截图图像:1. 上矢状窦;2. 横窦;3. 乙状窦;4. 颈静脉球和颈内静脉。

MRV 图像提示:该患者左侧横窦纤细、乙状窦、颈内静脉略纤细;作为代偿,右侧横窦、乙状窦、颈内静脉管径较粗大。

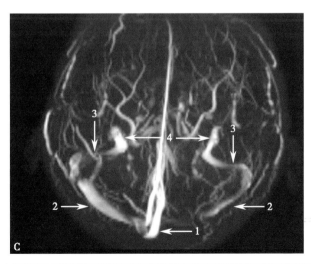
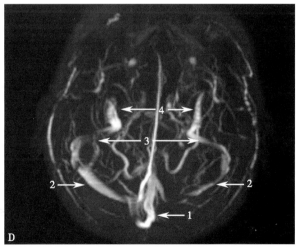

C~D. 承接图 A~B 重建图像继续连续旋转截图:1. 上矢状窦;2. 横窦;3. 乙状窦;4. 颈静脉球和颈内静脉。

MRV 图像提示:该患者左侧横窦纤细、乙状窦、颈内静脉略纤细;作为代偿,右侧横窦、乙状窦、颈内静脉管径较粗大。

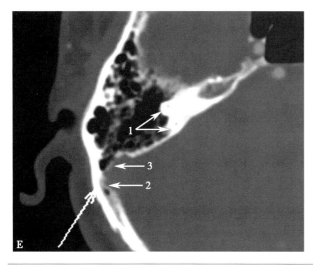
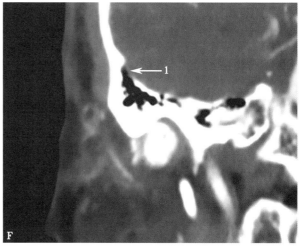

E. 轴位 CTA 图像（右）：1. 前半规管；2. 岩上窦汇入乙状窦处；3. 乙状窦前壁骨质缺损处，长白箭头为原图标识，指示右侧颅骨。F. 冠状位 CTA 图像（右）：1. 乙状窦骨质缺损处。

CTA 图像提示：右侧在前半规管层面，岩上窦汇入乙状窦处，乙状窦前方部分骨质缺损，血管与乳突腔内气房接触，未形成憩室。

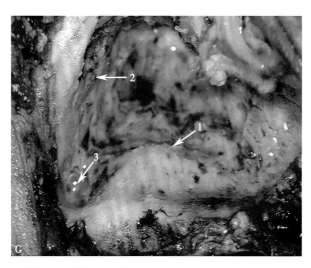
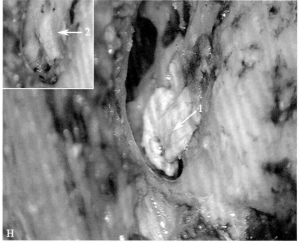

G. 术中病变位置实时图像：1. 乙状窦；2. 乳突盖；3. 岩上窦、乙状窦骨壁缺损处。H. 术中修复实时图像：1. 骨质缺损处覆盖的颞肌筋膜；2. 小图为颞肌筋膜表面覆盖的骨质。

术中见乳突气化好，右侧岩上窦汇入乙状窦处骨质缺损，血管暴露。术中处理：因骨质缺损面积大、位置较高，故取自体颞肌筋膜予以覆盖，再以骨粉覆盖筋膜进行修补。

病例 6

【病史回顾】　患者中年女性，因右侧搏动性耳鸣半年入院。入院检查示耳鸣与脉搏跳动一致，压迫同侧颈内动脉症状消失。无高血压病史。

【病例要点】

- **影像学检查**：提示右侧乙状窦骨质缺损，对侧横窦缺如、乙状窦纤细。
- **手术策略**：乳突探查、避免压迫回纳血管、骨粉重建缺损的乙状窦骨壁。

图 7-0-7　乙状窦周围骨质缺损相关搏动性耳鸣的影像学表现和术中所见

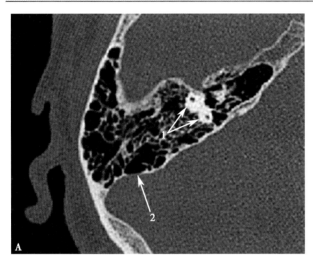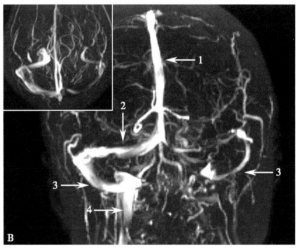

A. HRCT 右侧轴位图像：1. 前半规管；2. 乙状窦骨质缺损处。B. 颅内静脉 MRV 图像：1. 上矢状窦；2. 横窦；3. 乙状窦；4. 颈静脉球和颈内静脉。

轴位 HRCT 图像可见乳突气化良好，乙状窦在前半规管层面处，前侧部分骨质缺损，血管与乳突腔内气房接触。MRV 图像提示：该患者左侧横窦缺如、乙状窦纤细、颈内静脉显示不清（B 图左上小图旋转后依然如此，可能纤细缺如）；作为代偿，右侧横窦、乙状窦、颈内静脉管径粗大。

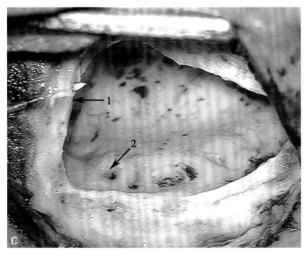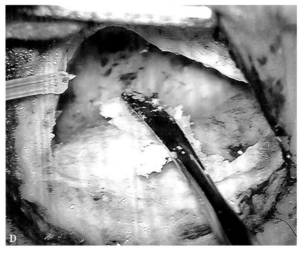

C. 术中病变部位实时图像：1. 乳突盖；2. 乙状窦骨壁缺损处。术中见乳突气化好，乙状窦前壁箭头 2 所指处骨质缺损，血管暴露。D. 术中骨质缺损修复实时图像：以骨粉覆盖修复乙状窦表面。

术中处理：取自体骨粉修补骨质缺损处（生物胶塑形），整体加强其薄弱骨壁。术中注意避免损伤乙状窦血管壁而引起出血，因为损伤乙状窦血管壁后的压迫、填塞止血会导致血栓形成，在对侧横窦狭窄而血液回流又不能迅速代偿的情况下，会导致颅内压增高，危及生命。

病例7

【病史回顾】 患者中年女性,因右侧搏动性耳鸣1年入院。入院检查示耳鸣节律与脉搏跳动一致,在月经期前后略重,压迫同侧颈内动脉症状消失。无高血压病史。

【病例要点】

- **影像学检查:** 提示右侧乙状窦大面积骨质处缺损,对侧横窦狭窄、乙状窦纤细。
- **手术策略:** 乳突探查、骨粉重建缺损的乙状窦骨壁。

图7-0-8 乙状窦周围骨质缺损相关搏动性耳鸣的影像学表现和术中所见

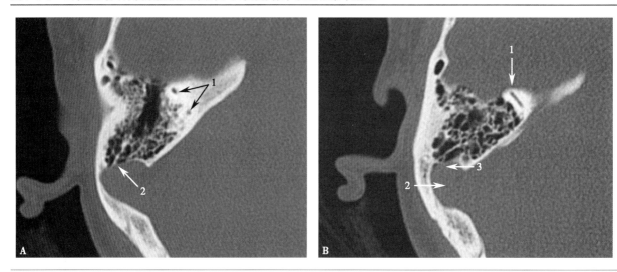

A~B. 轴位HRCT右侧自上向下截取层面图像 A. 1. 前半规管;2. 乙状窦,可见骨质缺损。B. 1. 前半规管;2. 乙状窦骨质缺损处;3. 乙状窦骨质缺损处。

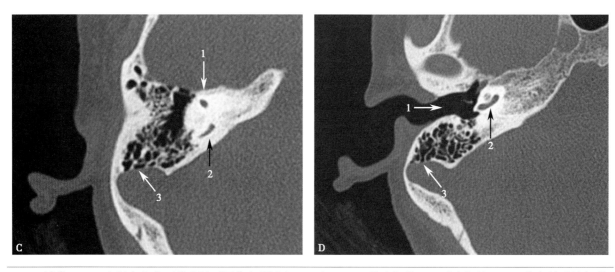

C~D. 轴位HRCT右侧自上向下截取层面图像(延续图A~B)。C. 1. 前半规管;2. 后半规管;3. 乙状窦骨质缺损处。D. 1. 外耳道;2. 耳蜗底转;3. 乙状窦骨质缺损处。

轴位HRCT可见乳突气化良好,右侧乙状窦管径粗大,从前半规管起始层面向下经过前半规管、后半规管直到耳蜗底转层面乙状窦前壁骨质均部分缺损,血管与乳突腔内气房接触,骨质缺损面积巨大,未形成憩室。

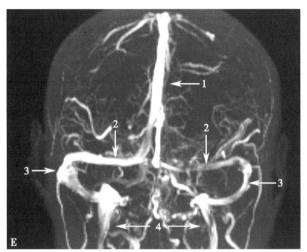
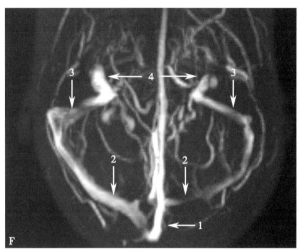

E～F. 颅内静脉MRV图像连续旋转截图: 1. 上矢状窦; 2. 横窦; 3. 乙状窦; 4. 颈静脉球和颈内静脉。

MRV图像提示: 该患者左侧横窦纤细, 乙状窦、颈内静脉略纤细; 作为代偿, 右侧横窦、乙状窦、颈内静脉管径较粗大。

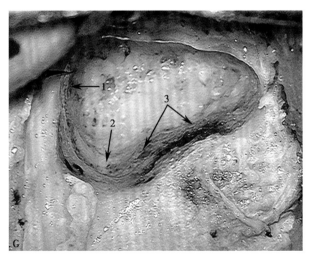
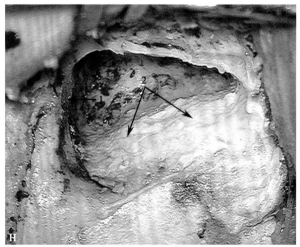

G. 术中病变部位实时图像: 1. 乳突盖; 2. 乙状窦脑膜角; 3. 乙状窦骨壁缺损范围。H. 术中修复实时图像: 1. 乳突盖; 2. 重建乙状窦骨壁的骨粉。

术中见乳突气化好, 右侧乙状窦前壁大面积骨质缺损, 血管暴露。术中处理: 取自体骨粉修补骨质缺损处, 重建乙状窦骨壁。

（赵丹珩 刘 阳）

第八章

人工耳蜗植入技术相关重建影像

在重度-极重度感音神经性听力损失人工耳蜗植入手术的病例中，具有可供电极植入的耳蜗结构以及完整的听神经传导通路是手术的两个基本条件。对于术前影像诊断，轴位和冠状位 HRCT 提供了足够的信息，完全能够满足临床的需求。而在二次人工耳蜗植入和耳蜗畸形的病例中，MPR 二维图像则能更直观地显示耳蜗的状态，为术前评估耳蜗结构提供必要的辅助信息。为理解影像诊断中的畸形耳蜗，本章对内耳发育畸形的分类仅作简要介绍。

内耳畸形根据范围和程度可分为非综合征型内耳畸形和综合征型内耳畸形。非综合征型内耳畸形分类方法较多，仍有争议，总体上，内耳相关结构畸形按部位分为耳蜗畸形、前庭畸形、半规管畸形、内耳道畸形、前庭水管畸形和耳蜗小管畸形。本节仅介绍 Levent（2015）临床常见耳蜗畸形，包括：

（1）迷路缺如或全内耳未发育（Michel deformity）：表现为内耳结构完全缺如，为最严重的一类畸形，是人工耳蜗植入的绝对禁忌证。

（2）初期听泡（rudimentary otocyst）：仅见全内耳初期形态，为人工耳蜗手术绝对禁忌证。

（3）耳蜗未发育（cochlear aplasia）：无耳蜗结构，前庭和半规管可正常。

（4）共同腔畸形（common cavity）：耳蜗和前庭相互不能分开，呈一共同的囊状结构。

（5）耳蜗发育不全型（cochlear hypoplasia）：耳蜗和前庭相互可区分，但是发育较小，耳蜗常表现为内耳道伸出的小芽状结构，包括 CH-Ⅰ型、CH-Ⅱ型、CH-Ⅲ型、CH-Ⅳ型。

（6）耳蜗发育不良型（incomplete partition）：为耳蜗小于正常（高度小于 4mm），耳蜗与前庭可以区分，根据耳蜗外形、耳蜗轴和分隔的发育情况分为 3 型：① IP-Ⅰ型（不完全分隔Ⅰ型 incomplete partition typeⅠ）：囊状耳蜗和前庭，蜗轴及耳蜗间隔缺失，前庭扩大；② IP-Ⅱ型（incomplete partition typeⅡ，即 Mondini 畸形）：底转正常，中转和顶转融合，耳蜗为 1.5 转，常伴有前庭和前庭水管的扩大；③ IP-Ⅲ型（incomplete partition type, IP-Ⅲ, X-连锁遗传性听力损失）：耳蜗内间隔发育但蜗轴完全缺失，且耳蜗底部与膨大的内耳道相通。

常规的耳蜗电极植入包括两种入路：

（1）鼓岬径路：经乳突腔—面隐窝—鼓岬开窗—鼓阶植入。早期耳蜗植入的常用进路，手术经鼓岬开窗后进入耳蜗，通常电极进入鼓阶，但位置不十分准确，进入内耳后宜损伤中阶及骨性螺旋板，达不到微创精准植入，甚至个别电极进入中阶和前庭阶。

（2）蜗窗径路：经乳突腔—面隐窝—蜗窗—鼓阶植入，这是目前常用入路。手术常规磨除蜗窗龛骨质暴露蜗窗膜后，经蜗窗膜直接将电极插入鼓阶，但电极进入鼓阶后在蜗轴处需 90° 转弯才能顺利进入鼓阶。为避免这一状况，达到精准进入鼓阶和微创手术的目的，通常将蜗窗膜前下骨质磨除一部分，即将蜗窗向前下扩大，经此将电极沿鼓阶旋转方向插入，而无需在蜗轴处转弯。

病例 1

【病史回顾】 患者女性学龄前期儿童，自幼双耳极重度感音神经性听力损失，拟行左侧人工耳蜗植入。

【病例要点】

· **影像学检查：** 耳蜗结构正常。

· **手术策略：** 行经蜗窗植入电极的人工耳蜗植入术。

图 8-0-1 感音神经性听力损失的影像学表现和术中所见

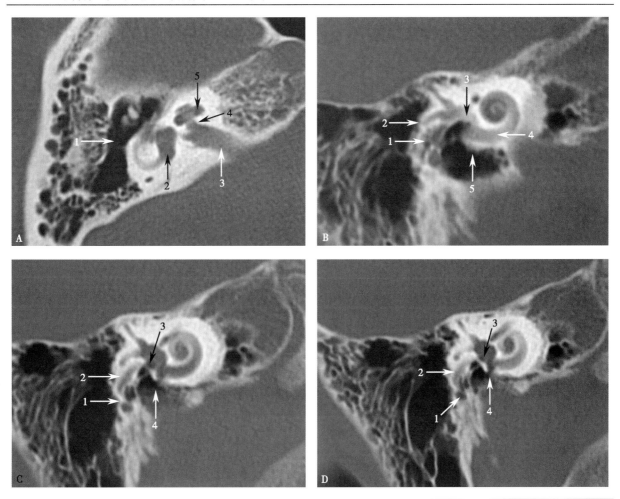

A. HRCT 右侧内耳道耳蜗层面图像：1. 鼓窦腔；2. 前庭池；3. 内耳道；4. 内耳道底蜗神经孔；5. 耳蜗底转。B ~ D. 耳蜗 MPR 重建连续图像。B. 1. 面神经管；2. 外半规管；3. 前庭窗；4. 耳蜗底转；5. 对应耳蜗底转的鼓岬。C ~ D. 1. 面隐窝；2. 面神经管；3. 前庭窗；4. 蜗窗。

轴位 HRCT 图像见乳突气化良好，内耳道无狭窄，内耳道底蜗神经孔存在。

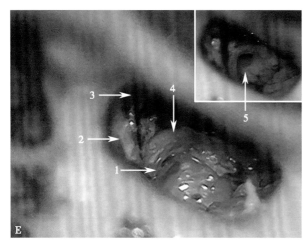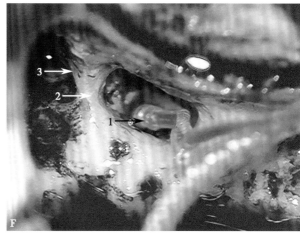

E. 术中实时图像 [经蜗窗入路耳蜗电极植入]：1. 磨除蜗窗龛后暴露的蜗窗膜；2. 镫骨肌腱；3. 砧镫关节；4. 磨除的蜗窗龛骨质，暴露蜗窗膜；5. 去除蜗窗膜后暴露耳蜗底转鼓阶外淋巴腔。F. 术中植入电极实时图像：1. 植入的电极；2. 砧骨托；3. 砧骨短脚窝。

病例 2

【病史回顾】　患者男性儿童，自幼双耳神经性听力损失，6 岁植入人工耳蜗，2 年后因人工耳蜗故障行二次手术更换。

【病例要点】

· **影像学检查**：术前耳蜗 MPR 重建图像完全显示耳蜗结构及原电极 1.5 圈，耳蜗无骨化。

· **手术策略**：前次手术耳蜗开窗位置位于鼓岬，手术经原鼓岬开窗位置取出原电极后更换新电极。

图 8-0-2　感音神经性听力损失的影像学表现和术中所见

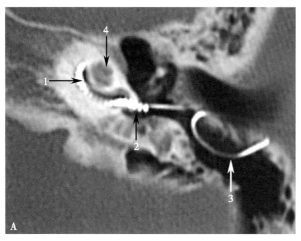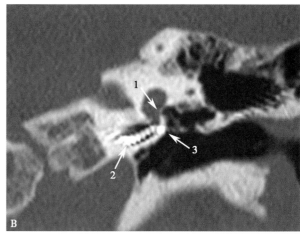

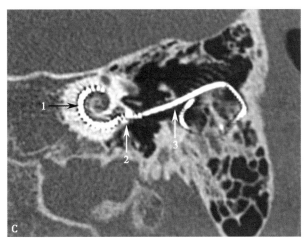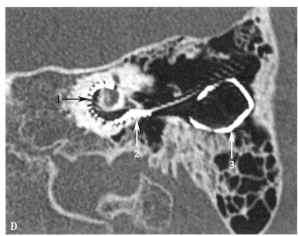

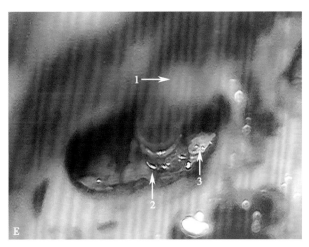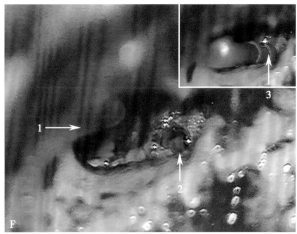

A. 轴位 HRCT 图像：1. 耳蜗底转半圈内电极；2. 蜗窗龛前鼓岬（鼓阶起始段）原植入电极；3. 乳突腔内电极导线；4. 耳蜗顶转。B. 冠状位 HRCT 图像：1. 镫骨足板；2. 鼓岬原植入电极；3. 鼓岬开窗处。C～D. 耳蜗 MPR 重建连续图像：1. 耳蜗内植入的 1.5 圈电极；2. 鼓岬开窗处；3. 电极导线。

耳蜗层面 MPR 图像为二次电极植入提供了必需的信息。

E. 术中原电极位置实时图像：1. 剪断的原植入电极；2. 前次电极第一标记圈；3. 鼓岬开窗口钙化斑。F. 经鼓岬二次电极植入实时图像：1. 待更换电极；2. 拔出前次电极后暴露的鼓阶起始段；3. 新植入的电极。

手术注意事项：拔出电极前预先剪断，防止术中电极被无意带出，开窗口周围应保持无血迹及骨粉，以防止其进入耳蜗内致使电极再次插入困难。

病例3

【病史回顾】　患者儿童，男，自幼双耳极重度感音神经性听力损失，行右侧人工耳蜗植入。

【病例要点】

- 影像学检查：双侧耳蜗 Mondini 畸形伴双侧后半规管缺如。
- 手术策略：经蜗窗打开鼓阶植入耳蜗电极。

图 8-0-3　感音神经性听力损失的影像学表现和术中所见

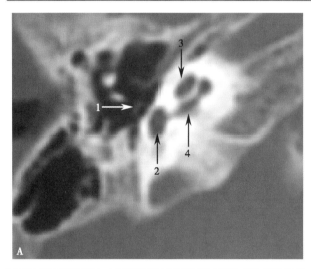
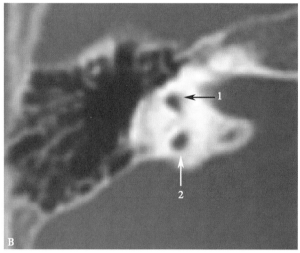

A. 耳蜗层面 HRCT 轴位图像：1. 镫骨；2. 前庭；3. 耳蜗中转和顶转融合；4. 耳蜗底转。B. HRCT 内耳道层面轴位图像：1. 前半规管；2. 总脚。

耳蜗层面轴位 HRCT 图像提示右侧耳蜗 Mondini 畸形，内耳道层面轴位 HRCT 图像未见后半规管和壶腹，仅见总脚，提示右侧后半规管缺如。

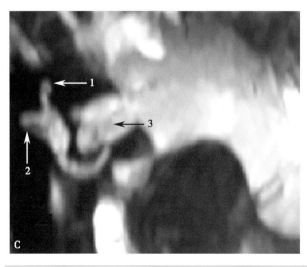
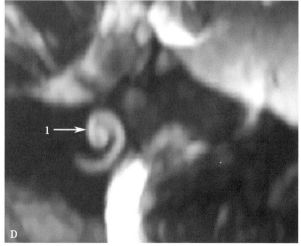

C. 内耳 MR 水成像（右）：1. 前半规管膜性蜗管；2. 外半规管膜性蜗管；3. 内耳道。D. 内耳 MR 水成像（右）：1. 耳蜗呈 1.5 圈结构，连续层面中转和顶转分辨不清。

内耳水成像提示右侧后半规管缺失。

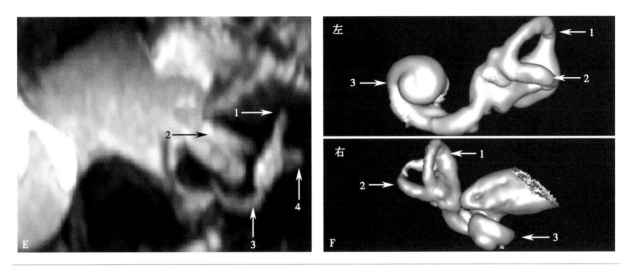

E. 内耳 MR 水成像（左耳）：1. 前半规管膜性蜗管；2. 内耳道；3. 前庭池；4. 外半规管膜性蜗管。F. 耳蜗前庭 CTVR 三维图像（双）：1. 前半规管；2. 外半规管；3. 耳蜗。

内耳 MR 水成像提示左侧后半规管缺失。三维图像提示双侧耳蜗中转和顶转融合，双侧后半规管缺失。

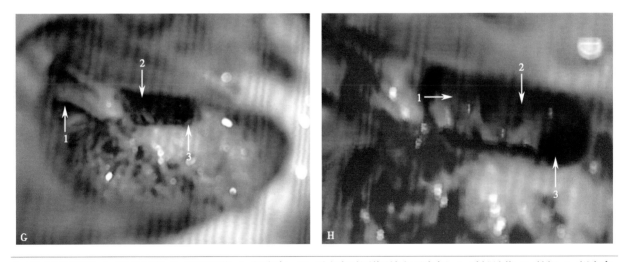

G. 手术实时图像：1. 砧骨短脚；2. 砧镫关节；3. 蜗窗龛。H. 手术实时图像（放大面隐窝）：1. 砧镫关节；2. 鼓岬；3. 蜗窗龛。

术中面神经、听骨链及蜗窗未见异常，于蜗窗膜前下磨除骨质进入鼓阶，植入耳蜗电极。

病例 4

【病史回顾】 患者男性儿童,自幼双侧极重度感音神经性听力损失,伴右侧周围性面神经麻痹,拟行左侧人工耳蜗植入。

【病例要点】

· 影像学检查:双侧 Mondini 畸形,双侧蜗神经孔狭窄,蜗神经发育不良,右侧面神经管鼓室段狭窄,听小骨、中耳腔发育不良。

· 手术策略:避免鼓室段面神经畸形,选择面神经管走行正常的左耳,经蜗窗植入人工耳蜗。

图 8-0-4 感音神经性听力损失的影像学检查和术中所见

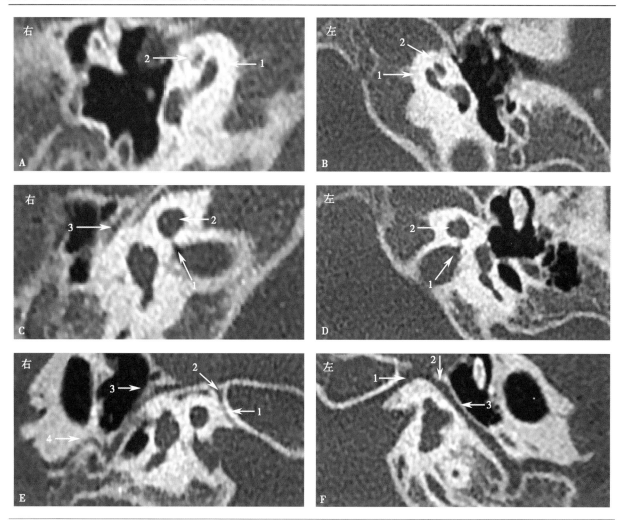

A ~ B. 轴位 HRCT 左右对照图像:1. 左侧和右侧耳蜗均为 1.5 圈,蜗轴显示不清;2. 耳蜗中转与顶转融合。C ~ D. 轴位 HRCT 左右对照图像:1. 右侧和左侧狭窄的蜗神经孔;2. 顶转和中转融合的泡状耳蜗;C 图中 3. 右侧面神经管水平段骨质增厚。E. 面神经管 MPR 重建图像(右):1. 面神经迷路段;2. 膝神经节段;3. 鼓室段;4. 乳突段,右侧面神经管重建图像可见自鼓室段向后明显狭窄。F. 左侧颞骨内正常面神经走行对照:1. 面神经迷路段;2. 膝神经节段;3. 鼓室段。

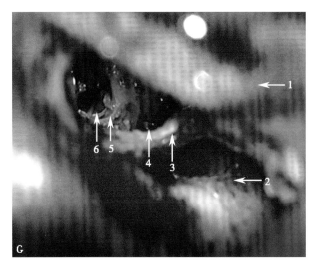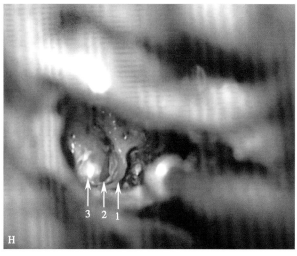

G. 术中开放面隐窝实时图像：1. 外耳道后壁；2. 面神经；3. 砧镫关节；4. 镫骨肌腱；5. 蜗窗龛；6. 蜗窗膜。H. 术中耳蜗开窗实时图像：1. 蜗窗龛；2. 蜗窗膜；3. 耳蜗造孔处（蜗窗膜前下方）。

术中见面隐窝狭窄，鼓索后移，于蜗窗龛前下方磨除骨质进入鼓阶，植入耳蜗电极。

（苏述平 江 英 刘 阳）

第九章

外伤性听骨链中断

外伤性听骨链中断可以是单纯的听骨链损伤,也可以是颞骨骨折的一部分,如果仅有听骨链损伤,可表现为鼓膜完整的传导性听力损失。听骨链的病理损伤主要位于锤砧关节、砧镫关节分离移位、镫骨上结构骨折,少见的有前庭窗-镫骨足板分离、镫骨足板骨折等。

明确的外伤病史、面神经损伤、内耳损伤有助于诊断。影像诊断中常规 HRCT 平片对听骨链损伤的精细诊断缺乏特异性,但 MPR 图像及 CTVR 图像则能够很好地显示听骨链损伤状态,定位损伤部位,特别是病史久远的外伤、砧骨长脚远端缺血骨质吸收等。

听骨链的重建是在颞骨骨折、内耳损伤、面神经损伤治疗恢复后的治疗,包括:①听骨链完整但关节离断错位、与周围组织粘连骨化等,可复位修复关节、分离粘连、或在过多分离的关节间插入软骨片以连接听骨链;②听骨链其他部位的损伤可按Ⅱ型和Ⅲ型鼓室成形完成;③镫骨足板的骨折可先以软组织覆盖骨折处再按Ⅱ型和Ⅲ型鼓室成形完成手术。

病例 1

【病史回顾】 患者中年女性,颞骨外伤后面神经麻痹、传导性听力损失 3 个月,保守治疗后面神经功能恢复,入院检查鼓膜完整,纯音听阈测试示骨导听阈 15dB HL、气导听阈 65dB HL,鼓室图为 A 型。

【病例要点】
- **影像学检查**:MPR 和 CTVR 图像提示锤砧关节错位,砧镫关节脱位,镫骨良好。
- **手术策略**:PORP 重建听骨链。

图 9-0-1 外伤性听骨链中断影像学表现和术中所见

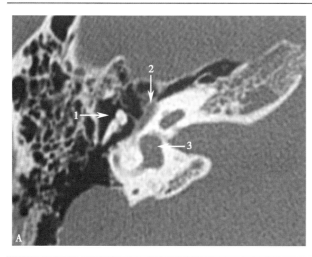
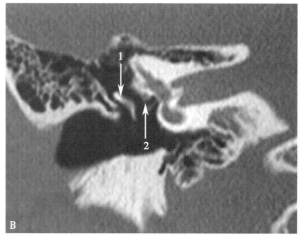

A. 轴位 HRCT 图像：1. 锤砧关节；2. 面神经管鼓室段；3. 前庭池。B. 冠状位 HRCT 图像：1. 锤骨小头；2. 面神经鼓室段。常规 HRCT 能够很好显示镫骨足板及面神经的位置，但听小骨外伤后详细信息无法提供。

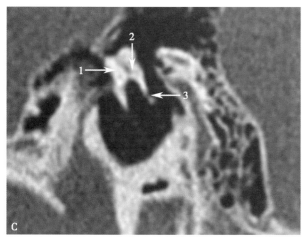
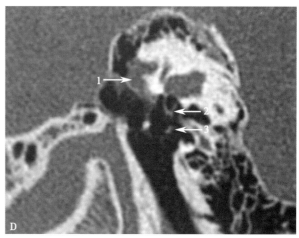

C. 锤砧骨 MPR 图像：1. 锤骨，形态正常；2. 砧骨体，未见明显异常；3. 砧镫关节，显示骨性分离。D. 镫骨 MPR 图像：1. 上鼓室软组织影，提示可能外伤后残留；2. 镫骨完整；3. 砧骨远端，提示砧镫关节分离。MPR 图像提示砧镫关节明显分离，锤砧关节是否移位不明确，但听骨链完整。

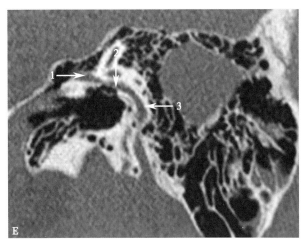
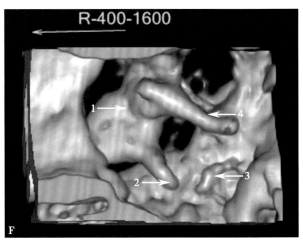

E. 面神经管 MPR 图像（显示面神经全程）：1. 面神经膝神经节；2. 面神经鼓室段，骨管较薄；3. 面神经垂直段，图中见面神经管完整。F. CTVR 三维图像：1. 锤砧关节，连接处欠饱满，提示可能存在移位；2. 砧骨长脚完整，但与镫骨头分离；3. 镫骨，结构完整，与砧骨长脚无连接；4. 锤骨柄。

图中见砧骨长脚与镫骨分离，为术中听力重建提供了直观影像学依据。

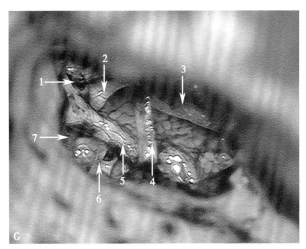
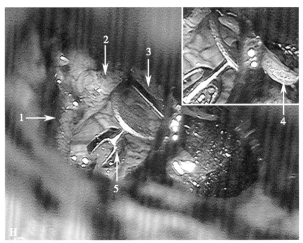

G. 术中听小骨外伤状态实时图像：1. 移位的锤砧关节；2. 匙突和鼓膜张肌腱；3. 锤骨柄；4 鼓索；5. 砧骨长脚，向下错位，与镫骨头分离；6. 镫骨，结构完整，足板活动良好，无骨折；7. 面神经鼓室段。H. 术中听小骨重建实时图像：1. 面神经管鼓室段；2. 匙突和鼓膜张肌腱；3. PORP 顶盘凹槽，与锤骨柄连接；4. PORP 顶盘与鼓膜之间的软骨片；5. PORP 爪杯，套在镫骨头上。

术中见砧镫关节脱位，锤砧关节移位，与术前 CTVR 显示一致。

病例 2

【病史回顾】 患者青年男性,因鼓膜外伤后极重度听力损失、顽固性眩晕 3 个月入院。入院检查鼓膜完整,纯音听阈测试示极重度听力损失,鼓室图为 A 型,前庭功能检查示右侧前庭功能低下。

【病例要点】

- **影像学检查:** 提示镫骨足板骨折向前庭池内陷、前庭池积气,砧镫关节脱位,镫骨良好。
- **手术策略:** 前庭池封闭填塞。

图 9-0-2 外伤性听骨链中断影像学表现和术中所见

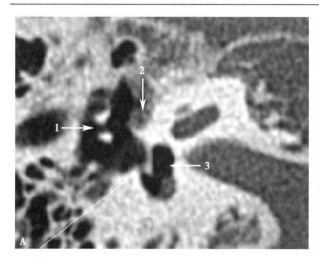
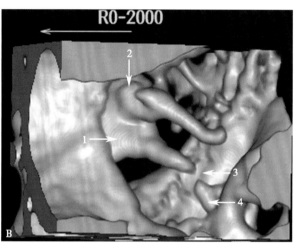

A. 轴位 HRCT 图像:1. 锤砧骨断面;2. 面神经管鼓室段前端与迷路段交界处;3. 前庭池内气体,与淋巴液存在明显界面,长箭头为原图标识,指示骨折的足板,向前庭池内移位。B. CTVR 三维图像:1. 正常砧骨;2. 正常锤骨;3. 砧镫关节,骨性不连接;4. 镫骨,结构完整。

轴位 HRCT 与 CTVR 提示足板骨折向前庭池凹陷,砧骨长脚与镫骨分离。

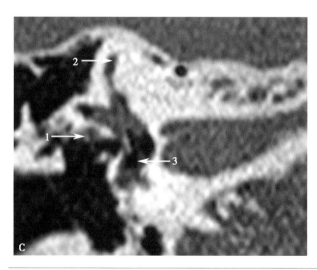
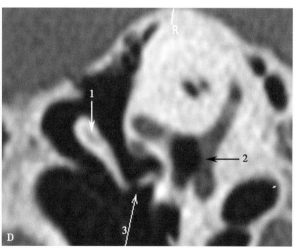

C. 冠状位 HRCT 图像:1. 面神经管鼓室段;2. 前半规管,可见半规管内积气征;3. 镫骨足板骨折,向前庭池内移位,前庭池内积气。D. 冠状位 HRCT 局部放大图像:1. 砧骨,形态良好;2. 前庭池内积气与淋巴液界面;3. 原图标识,砧镫关节骨性分离。

常规冠状位 HRCT 很好地显示了镫骨足板骨折情况。

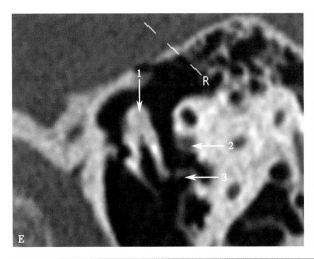
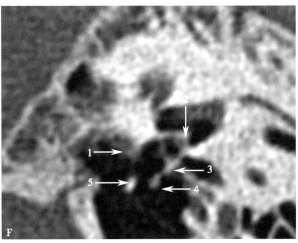

E. 锤砧骨 MPR 图像：1. 听骨链及锤砧关节，未见明显异常；2. 面神经管，位于外半规管下方，骨管完整，位置正常；3. 砧镫关节分离。R. 原图标识。F. 镫骨 MPR 图像：1. 面神经管，位置良好；2. 镫骨足板骨折处，被软组织封闭，足板向内凹陷，前庭池内积气；3. 镫骨头，镫骨上结构完整；4. 砧骨远端，提示砧镫关节连接不良；5. 锤骨柄。

MPR 二维图像提示砧镫关节分离，镫骨足板骨折。

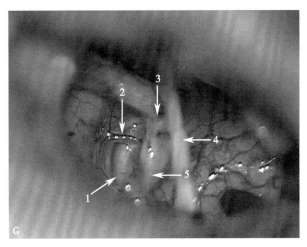
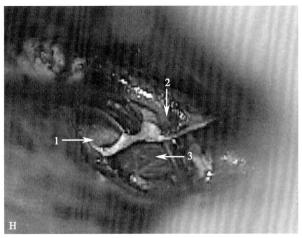

G. 术中实时影像：1. 向内移位的镫骨足板，可见足板表面骨折线；2. 足板表面纤维条索组织；3. 砧镫关节，软组织假性连接；4. 鼓索；5. 镫骨肌腱与镫骨后脚连接处。H. 术中实时影像：1. 覆盖前庭池表面的筋膜；2. 砧骨长脚远端豆状突；3. 前庭池内填塞的脂肪组织。

术中见砧镫关节脱位，足板骨折并向前庭池内移位，与术前影像显示一致。因患耳极重度听力损失，无需听骨链重建，术中去除镫骨，以脂肪填塞前庭池，筋膜覆盖，术后眩晕消失。

病例 3

【病史回顾】　患者中年女性，因颞骨外伤后传导性听力损失 3 个月入院。入院检查外耳道、鼓膜完整，鼓室图为 A 型，纯音听阈测试示骨导听阈 15dB HL、气导听阈 45dB HL，前庭功能正常，面神经功能正常。

【病例要点】

- **影像学检查**：提示颞骨骨折，锤砧关节分离。

- **手术策略**：修复锤砧关节。

图 9-0-3　外伤性听骨链中断影像学表现和术中所见 A-H

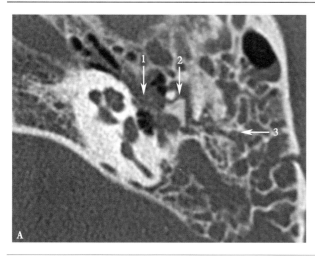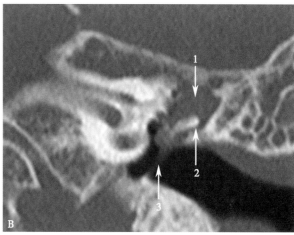

A. 轴位 HRCT 图像：1. 中上鼓室内软组织影，判定外伤后渗出组织；2. 锤砧关节，可疑分离状态；3. 横行骨折线，与岩骨长轴垂直交叉，提示颞骨外伤作用力方向波及听骨链和锤砧关节。B. 冠状位 HRCT 图像：1. 上鼓室内软组织影；2. 锤骨；3. 完整的鼓膜。

常规 HRCT 能够很好显示骨折线的位置，但听小骨外伤后详细信息无法提供。

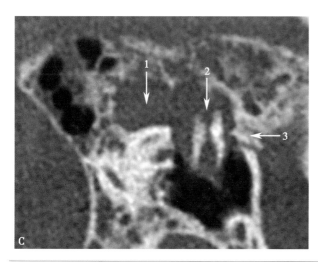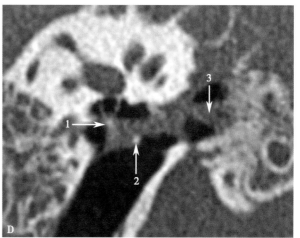

C. 锤砧骨 MPR 图像：1. 上鼓室内软组织影，提示外伤愈合后残留纤维瘢痕组织；2. 锤砧关节，明确显示关节骨性分离；3. 上鼓室骨折线。D. 镫骨 MPR 图像：1. 镫骨头表面软组织；2. 锤骨柄，与鼓膜及鼓膜内侧软组织形成粘连；3. 上鼓室内软组织，外伤后残留。

MPR 二维图像提示锤砧关节明显分离。

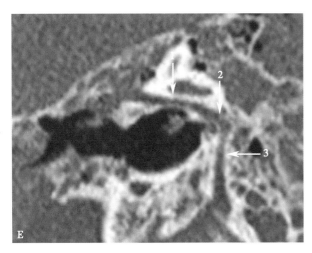
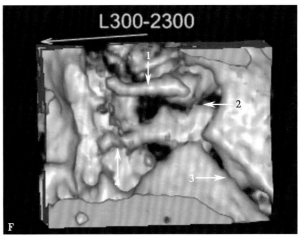

E. 面神经管 MPR 图像（显示面神经全程）：1. 面神经鼓室段，骨管完整；2. 面神经锥曲段；3. 面神经垂直段。F. CTVR 三维图像：1. 锤骨柄，向外侧移位；2. 锤砧关节，明确提示锤砧关节分离；3. 上鼓室侧壁骨折线，明确提示骨折，外伤作用力将锤砧关节破坏；4. 砧镫关节连接存在。

MPR 图像见面神经管全程完整，外伤未波及骨管。CTVR 图像中见锤砧关节分离，砧镫关节连接存在，为术中听力重建提供了直观的影像学依据。

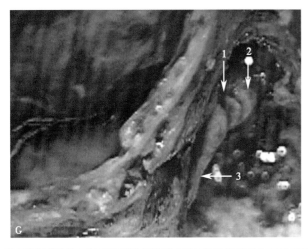
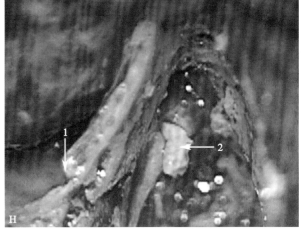

G. 术中实时图像：1. 分离的锤砧关节；2. 锤骨头；3. 砧骨短脚。H. 术中实时图像：1. 上鼓室外侧壁骨折线；2. 软骨塑形后重建锤砧关节。

术中见锤砧关节分离，上鼓室外侧壁骨折，砧镫关节连接，与术前影像提示一致，术中以软骨片夹放于锤砧关节之间，重建听骨链连接，术后听力提高。

（霍海峰　苏述平　刘　阳）

参 考 文 献

[1] ANSON B J, HANSON J S, RICHANY S F. Early embryology of the auditory ossicles and associated structures in relation to certain anomalies observed clinically. Ann Otol Rhinol Laryngol, 1960, 69: 427-447.

[2] LINDSAY J R, SANDERS S H, NAGER G T. Histopathologic observations in so-called congenital fixation of the stapedial footplate. Laryngoscope, 1960, 70: 1587-1602.

[3] STRICKLAND E M, HANSON J R, ANSON B J. Branchial sources of auditory ossicles in man: Part Ⅰ: Literature. Arch Otolaryngol, 1962, 76(2): 100.

[4] HANSON J R, ANSON B J, STRICKLAND E M. Branchial sources of the auditory ossicles in man: Part Ⅱ: Observations of embryonic stages from 7 mm to 28 mm(CR length). Arch Otolaryngol, 1962, 76(3): 200-215.

[5] DERLACKI E L, CLEMIS J D. Congenital cholesteatoma of the middle ear and mastoid. Ann Otol Rhinol Laryngol, 1965, 74(3): 706-727.

[6] SLEEKS J P, SHEA J J, PITZER F J. Epitympanic ossicular fixation. Arch Otolaryngol, 1967, 85(6): 619-631.

[7] RITTER F N. The Histopathology of the congenital fixed malleus syndrome. Laryngoscope, 1971, 81(8): 1304-1313.

[8] PLESTER D. Congenital malformation of the middle ear. Acta Otorhinolaryngol Belg. 1971, 25(6): 877-884.

[9] FUNASAKA S. Congenital ossicular anomalies without malformations of the external ear. Arch Otorhinolaryngol, 1979, 224(3/4): 231-240.

[10] AHRSDOERFER R. Congenital malformations of the ear. analysis of 94 operations. Ann Otol Rhinol Laryngol, 1980, 89(4pt1): 348-352.

[11] 中华耳鼻咽喉科杂志编委会. 中耳先天性畸形. 中华耳鼻咽喉科杂志, 1982, 17(4): 238-239.

[12] LEVENSON M J, PARISIER S C, CHUTE P, et al. A Review of twenty congenital cholesteatoma of the middle ear in children. Otolaryngol Head Neck Surg, 1986, 94(5): 560-567.

[13] Huang T S. Double intratemporal congenital cholesteatomas combined with ossicular anomalies. Ann Otol Rhinol Laryngol, 1986, 95(4 Pt 1): 401-403.

[14] MICHAELS L. An epidermoid formation in the developing middle ear: possible source of cholesteatoma. J Otolaryngol, 1986, 15(3): 169-174.

[15] WANG R G, HAWKE M, KWOK P. The epidermoid formation(Michaels' structure)in the developing middle ear. J Otolaryngol, 1987, 16(6): 327-300.

[16] MICHAELS L. Origin of congenital cholesteatoma from a normally occurring epidermoid rest in the developing middle ear. Int J Pediatr Otorhinolaryngol, 1988, 15(1): 51-65.

[17] STERKERS J M, STERKERS O. Surgical management of congenital absence of the oval window with malposition of the facial nerve. Adv Otorhinolaryngol, 1988, 40: 33-37.

[18] LEVENSON M J, MICHAELS L, PARISIER S C. Congenital cholesteatomas of the middle ear in children: origin and management. Otolaryngol Clin North Am, 1989, 22(5): 941-954.

[19] TEUNISSEN B, CREMERS C, HUYGEN P, et al. Isolated congenital stapes ankylosis: surgical results in 32 ears and a review of the literature. Laryngoscope 1990, 100(12): 1331-1336.

[20] LAMBERT P R. Congenital absence of the oval window. Laryngoscope, 1990, 100(1): 37-40.

[21] FUSE T, AOYAGI M, KOIKE Y, et al. Diagnosis of the ossicular chain in the middle ear by high-resolution CT. ORL J Otorhinolaryngol Relat Spec, 1992, 54(5): 251-254.

[22] TEUNISSEN E B, CREMERS W R. Classification of congenital middle ear anomalies: report on 144 ears. Ann Otol Rhinol Laryngol, 1993, 102(8 ptl): 606-612.

[23] WJ L.Development of the ears.//Human embryology. New York: Churchill Livingstone, 1993: 374.

[24] NAGAO Y, NOMURA Y, OHASHI Y. Classification of middle ear anomalies by a correspondence analysis method. Nippon Jibiinkoka Gakkai Kaiho, 1995, 98(1): 16-23.

[25] CALHOUN P S, KUSZYK B S, HEATH D G, et al. Three-dimensional volume rendering of spiral CT data: theory and method. Radiographics, 1999, 19(3): 745-764.

[26] NANDAPALAN V, TOS M. Isolated congenital stapes ankylosis: an embryologic survey and literature review. Am J Otol, 2000, 21(1): 71-80.

[27] ZEIFER B, SABINI P, SONNE J. Congenital absence of the oval window: radiologic diagnosis and associated anomalies. AJNR Am J Neuroradiol, 2000, 21(2): 322-327.

[28] TOS M. A new pathogenesis of mesotympanic(congenital)cholesteatoma. Laryngoscope, 2000. 110(11): 1890-1897.

[29] BONTEMPS C, CANNISTRÀ C, HANNECKE V, et al. The first appearance of Meckel's cartilage in the fetus. Bull Group Int Rech Sci Stomatol Odontol, 2001, 43(3): 94-99.

[30] VEILLON F, RIEHM S, EMACHESCU B. et al. Imaging of the windows of the temporal bone. Semin Ultrasound CT and MRI, 2001, 22(3): 271-280.

[31] HASHIMOTO S, YAMAMOTO Y, SATOH H, et al. Surgical treatment of 52 cases of auditory ossicular malformations. Auris Nasus Larynx, 2002, 29(1): 15-18.

[32] RAZ Y, LUSTIG L. Surgical management of conductive hearing loss in children. Otolaryngol Clin North Am, 2002, 35(4): 853-875.

[33] RAVEH E, HU W, PAPSIN B C, et al. Congenital conductive hearing loss. J of Laryngology & Otology, 2002, 116(2): 92-96.

[34] RAZ Y, LUSTIG L. Surgical management of conductive hearing loss in children. Otolaryngol Clin North Am, 2002, 35(4): 853-875.

[35] KOLTAI P J, NELSON M, CASTELLON R J, et al. The natural history of congenital cholesteatoma. Arch Otolaryngol Head Neck Surg, 2002, 128(7): 804-809.

[36] 迟放鲁,王正敏,梁琴. 先天性无综合征听骨畸形与听骨链重建. 中华耳鼻咽喉头颈外科杂志,2003,38(5):329-331.

[37] 赵守琴,郭继周,戴海江,等. 面神经畸形的前庭开窗术. 中华耳鼻咽喉科杂志,2003,38(3):195-197.

[38] OKANO T,IWANAGA M,YONAMINE H,et al. Congenital auditory ossicle malformation without external ear abnormality. Nihon Jibiinkoka Gakkai Kaiho,2003,106(3):199-205.

[39] TAN T Y,GOH J P.Imaging of congenital middle ear deafness. Ann Acad Med Singapore,2003,32(4):495-499.

[40] MAZROUA K A,ALORAINYB I A,DOUSARY S H,et al. Facial nerve anomalies in association with congenital hearing loss IntJ of Pediatric Otorhinolaryngology,2003,67(12):1347-1353.

[41] YI Z,YANG J,LI Z,et al. Bilateral congenital absence of stapes and oval window in 2 members of a family:Etiology and management. Otolaryngology-Head and Neck Surgery,2003,128(6):777-782.

[42] 巩若箴,晁宝婷,刘凯,等. CT多平面重组对镫骨病变的评价. 中华耳鼻咽喉科杂志,2004,39(5):265-268.

[43] 邢奋丽,曹克利. 单纯中耳畸形的临床分析. 临床耳鼻咽喉科杂志,2004,18(10):586-589.

[44] BABA S,IKEZONO T,PAWANKAR R. et al. Congenital malformations of the middle mar with an Intact External Ear:A Review of 38 Cases. ORL,2004,66(2):74-79.

[45] NISHIZAKI K,KARIYA S,FUKUSHIMA K,et al. A novel laser-assisted stapedotomy technique for congenital stapes fixation. Int J of Pediatric Otorhinolaryngology,2004,68(3):341-345.

[46] JANG C H,WANG P C. Preoperative evaluation of bone destruction using three-dimensional computed tomography in cholesteatoma. J Laryngol Otol,2004,118(10):827-829.

[47] 袁虎,王秋菊,韩东一. 先天性中耳畸形的临床分型及其与耳聋的相关性. 中华耳鼻咽喉颈外科杂志,2005,40(12):893-895.

[48] 冷同嘉,赵守琴. 95例镫骨畸形及耳硬化症的手术体会. 临床耳鼻咽喉科杂志,2005,19(1):9-11.

[49] BACHOR E,JUST T,WRIGHT C G,et al. Fixation of the stapes footplate in children:A clinical and temporal bone histopathologic study. Otol Neurotol,2005,26(5):866-873.

[50] JUN B C,SONG S W,CHO J E,et al. Three-dimensional reconstruction based on images from spiral high-resolution computed tomography of the temporal bone:anatomy and clinical application. J Laryngol Otol,2005,119(9):693-698.

[51] RODRÍGUEZ-VÁZQUEZ J F. Development of the stapes and associated structures in human embr -yos. J Anat,2005,207(2):165-173.

[52] SETHI A,SAREEN D,MEHER M R,et al. Congenital stapes footplate fixation associated with duplication of lobule .The Journal of Laryngology & Otology,2005,119(6):473-475.

[53] BRIGGS R J,TYKOCINSKI M,STIDHAM K,et al. Cochleostomy site:implications for electrode placement and hearing preservation. Acta Otolaryngol,2005,125(8):870 - 876.

[54] 柳澄,陈青华,刘凯,等. 多向调整多平面重组在听小骨显示中的作用评价. 中华放射学杂志,2006,40(7):709-712.

[55] 孙勍,韩东一. 先天性前庭窗缺如. 听力学及言语疾病杂志,2006,14(6):474-476.

[56] MARTIN C,OLETSKI A,BERTHOLON P,et al. Abnormal facial nerve course associated with stapes fixation or oval window absence:report of two cases. Eur Arch Otorhinolaryngol,2006,263(1):79-85.

[57] LANE J I, LINDELL E P, WITTE R J, et al. Middle and inner ear：Improved depiction with multiplanar reconstruction of volumetric data. Radiographics, 2006, 26(1)：115-124.

[58] SAUNDERS N C, FAGAN P A. Promontory drilling in stapedectomy：an anatomical study. Otol Neurotol, 2006, 27(6)：680-776.

[59] FATTERPEKAR G M, DOSHI A H, DUGAR M, et al. Role of 3D CT in the evaluation of the temporal bone. Radiographics, 2006, 26(Suppl 1)：S117 -S132.

[60] 王国鹏, 龚树生. 鼓室硬化的研究现状. 中华耳鼻咽喉头颈外科杂志, 2007, 42(7)：548-550.

[61] HAUSLER R. General history of stapedectomy. Adv Otol, 2007, 65：1-5.

[62] TROJANOWSKA A, TROJANOWSKI P, OLSZANSKI W, et al. How to reliably evaluate middle ear diseases? Comparison of different methods of post-processing based on multislice computed tomography examination. Acta Otolaryngol, 2007, 127(3)：258- 264.

[63] 钟笑, 陈文文, 殷国华. 传导性聋的诊断及手术治疗的临床分析. 听力学及言语疾病杂志, 2008, 16(3)：235-236.

[64] DE ALARCON A, JAHRSDOERFER R A, KESSER B W. Congenital absence of the oval window：diagnosis, surgery, and audiometric outcomes. Otol Neurotol, 2008, 29(1)：23-28.

[65] ALARCON A, JAHRSDOERFER R A, KESSER B W. Congenital absence of the oval window：Diagnosis, Surgery, and Audiometric Outcomes. Otol Neurotol, 2008, 29(1)：23-28.

[66] GURR A, HILDMANN H, STARK T S. Treatment of tympanosclerosis. HNO：2008, 56(6)：651-657.

[67] PARK K, CHOUNG Y H. Isolated congenital ossicular anomalies. Acta Otolaryngol, 2009, 129(4)：419-422.

[68] BLANCO ULLA M, VÁZQUEZ F, PUMAR J M, et al. Oblique multiplanar reformation in multislice temporal bone CT. Surg Radiol Anat, 2009, 31(6)：475-479.

[69] WHYTE J, CISNEROS A, YUS C, et al. Tympanic ossicles and pharyngeal arches. Anat Histol Embryol, 2009, 38(1)：31-33.

[70] KISILEVSKY V E, BAILIE N A, DUTT S N, et al. Hearing results of stapedotomy and malleo- vestibulopexy in congenital hearing loss. Int J Pediatr Otorhinolaryngol, 2009, 73(12)：1712-1717.

[71] WHYTE J, CISNEROS A, YUS C, et al. Tympanic ossicles and pharyngeal arches. Anat Histol Embryol, 2009, 38(1)：31-33.

[72] 谭颂华, 尹时华, 方勤, 等. 单纯先天性听骨链畸形的临床诊断及治疗. 临床耳鼻咽喉头颈外科杂志, 2010, 24(22)：1016-1018.

[73] FUJII N, INUI Y, KATADA K. Temporal bone anatomy：correlation of multiplanar reconstruction sections and three-dimensional computed tomography images. Jpn J Radiol, 2010, 28(9)：637-648.

[74] PAU H W, JUST T. Third window vibroplasty：An alternative in surgical treatment of tympano-sclerotic obliteration of the oval and round window niche. Otol Neurotol, 2010, 31(2)：225-657.

[75] HO K Y, TSAI S M, CHAI C Y, et al. Clinical analysis of intratympanic tympanosclerosis：etiology, ossicular chain findings, and hearing results of surgery. Acta Otolaryngol, 2010, 13(3)：370-374.

[76] MILLER M E, KIRSCH C, CANALIS R F. Congenital familial fixation of the malleus. Annals of Otology, Rhinology & Laryngology. 2010, 119(5)：319-324.

[77] DENOYELLE F, DAVAL M, LEBOULANGER N, et al. Stapedectomy in children causes and surgical results in 35 Cases. Arch Otolaryngol Head Neck Surg, 2010, 136(10): 1005-1008.

[78] LEE J H, JUNG S H, KIM H C, et al. Congenital stapedial suprastructure fixation with normal footplate mobility: case report. J of Laryngology & Otology.2010, 124(6): 680-683.

[79] 孙建军、刘阳、郭勇、等. 2D、3D 影像重建对听骨链病变诊疗的评估价值. 中华耳科学杂志, 2011, 9(2): 117-123.

[80] 曹蝶、王国鹏、龚树生. 搏动性耳鸣研究进展. 中华耳鼻咽喉头颈外科杂志, 2011, 46(11): 957-961.

[81] ZHANG L C, SHA Y, WANG Z M, et al. 3D Image of the middle ear ossicles: Three protocols of post-processing based on multislice computed tomography. Eur Arch Otorhinolaryngol, 2011, 268(5): 677-683.

[82] MUKERJI S S, PARMAR H A, IBRAHIM M, et al. Congenital malformations of the temporal bone. Neuroimaging Clin N Am, 2011, 21(3): 603-619.

[83] KUHN J J, LASSEN L F. Congenital incudostapedial anomalies in adult stapes surgery: a case-series review. American Journal of Otolaryngology-Head and Neck Medicine and Surgery, 2011, 32(6): 477-484.

[84] 戴朴、宋跃帅. 耳硬化症治疗沿革和中国之切入点. 中华耳科学杂志, 2012, 10(3): 300-302.

[85] MAZROU K A, BAYAZIT Y A. Labyrinthotomy or vestibulotomy in anatomic and congenital variations of the oval window and facial nerve. ORL, 2012, 74(6): 320-324.

[86] HASEGAWA J, KAWASE T, HIDAKA H, et al. Surgical treatment for congenital absence of the oval window with facial nerve anomalies. Auris Nasus Larynx.2012, 39(2): 249-255.

[87] THOMEER H, KUNST H, VERBIST B, et al. Congenital oval or round window anomaly with or without abnormal facial nerve course: Surgical results for 15ears. Otol Neurotol, 2012, 33(5): 779-784.

[88] 中华医学会耳鼻咽喉 - 头颈外科学分会耳科学组，中华耳鼻咽喉 - 头颈外科杂志编辑委员会耳科组. 中耳炎临床分类和手术分型指南(2012). 中华耳鼻咽喉头颈外科杂志, 2013, 48(1): 5.

[89] 孙建军、刘阳. 中耳炎临床分类和手术分型指南(2012)解读. 中华耳鼻咽喉头颈外科杂志, 2013, 48(1): 6-10.

[90] 刘兆会、王振常、龚树生. 搏动性耳鸣的影像学研究进展. 中华医学杂志, 2013, 93(33): 2683-2685.

[91] 中华医学会放射学分会头颈学组. 搏动性耳鸣影像学检查方法与路径指南. 中华医学杂志, 2013, 93(33): 2611-2612.

[92] 郭平、王武庆. 乙状窦缩窄术治疗乙状窦相关静脉源性搏动性耳鸣的疗效分析. 中华耳鼻咽喉头颈外科杂志, 2013, 48(4): 265-269.

[93] GUO Y, LIU Y, LU Q H, et al. CT Two-dimensional reformation versus three-dimensional volume rendering with regard to surgical findings in the preoperative assessment of the ossicular chain in chronic suppurative otitis media. Eur J Radiol, 2013, 82(9): 1519-1524.

[94] PHILIPPON D, LAFLAMME N, LEBOULANGER N, et al. Hearing outcomes in functional surgery for middle ear malformations. Otology & Neurotology, 2013, 34(8): 1417-1420.

[95] ZERNOTTI M E, ARAUZ S L, DI GREGORIO MF, et al. Vibrant sound bridge in congenital osseous atresia: multicenter study of 12 patients with osseous atresia. Acta Otolaryngol, 2013, 133(6): 569-573.

[96] SELINSKY C R, KUHN J K. Congenital incus fixation to the fallopian canal. JAMA Otolaryngology-Head & Neck Surgery, 2014, 140(8): 762-764.

[97] KIDOWAKI N, KAMITANI T, NAKAMURA T, et al. Middle ear malformations in identical twins. Auris Nasus Larynx, 2014, 41(3): 317-320.

[98] AN Y S, LEE K S. The surgical results of stapes fixation in children. Int J Pediatr Otorhino- laryngol, 2014, 78(1): 55-59.

[99] SU Y, YUAN H, SONG Y S, et al. Congenital middle ear abnormalities with absence of the oval window: diagnosis, surgery, and audiometric outcomes. Otol Neurotology, 2014, 35(7): 1191- 1195.

[100] YANG S M, ZOU Y H, LI J N. Vibrant soundbridge Implantation via the third window in two Chinese patients with severe bilateral congenital aural atresia. Acta Otolaryngol, 2014, 134(1): 1-6.

[101] LIU Y, SUN J, GUO Y, et al. Quality assessment of 3D-CTVR, MPR and section plane techniques in ossicular chain reconstruction in middle ear cholesteatoma. Comput Med Imaging Graph, 2014, 38(8): 696-701.

[102] CANALE A, DAGNA F, CASSANDRO C, et al. Oval and round window vibroplasty: a comparison of hearing results, risks and failures. Eur Arch Otorhinolaryngol, 2014, 271(10): 2637-2640.

[103] 杨凤, 刘阳. 先天性前庭窗及相关结构畸形的影像诊断及个性化手术. 中华耳科学杂志, 2015, 13(1): 120-125.

[104] 陈静, 郑艳. 鼓室硬化的颞骨 HRCT 表现与手术对照分析. 中华耳科学杂志, 2015, 13(3): 501-503.

[105] 杨凤, 宋任东, 刘阳. 三维容积重建对传导性耳聋听骨链的影像诊断. 中华耳科学杂志, 2015, 13(4): 663-666.

[106] 龚树生, 曹蝶, 王国鹏. 重视乙状窦相关病变致搏动性耳鸣的诊治. 临床耳鼻咽喉头颈外科杂志, 2015, 29(8): 677-680.

[107] MADUCDOC M M, GHAVAMI Y, SHAMOUELIAN D, et al. Congenital anomalies of the incudostapedial joint. Int J Pediatr Otorhinolaryngol, 2015, 79(12): 2277-2280.

[108] LIU Y, YANG F. Scala tympani drill-out technique for oval window atresia with malformed facial nerve: A report of three cases. Journal of Otology, 2015, 10(4): 154-158.

[109] YANG F, LIU Y, SUN J J, et al. Congenital malformation of the oval window: experience of radiologic diagnosis and surgical technique. Eur Arch Otorhinolaryngol, 2015, 273(3): 593-600.

[110] 唐朝颖, 张纪帅, 韩维举, 等. 鼓膜完整的单耳传导性聋临床特点分析. 中华耳鼻咽喉头颈外科杂志, 2016, 51(5): 348-354.

[111] 龚桃根, 柯朝阳. 先天性中耳胆脂瘤的临床诊断与治疗进展. 中华耳科学杂志, 2016, 14(3): 427- 430.

[112] 杨凤, 宋任东, 刘阳. 传导性耳聋合并鼓室段面神经畸形病例的听力重建技术. 中华医学杂志, 2016, 96(5): 383-384.

[113] 任冬冬, 迟放鲁. 先天性非综合征中耳畸形的功能重建. 临床耳鼻咽喉头颈外科杂志, 2016, 30(13): 1009-1012.

[114] ZHAO S, GONG S, HAN D. Round window application of an active middle ear implant(AMEI)system in congenital oval window atresia. Acta Otolaryngol, 2016, 136(1): 23-33.

[115] VINCENT R, WEGNER I, KAMALSKI D M, et al. Congenital stapes ankylosis in children: surgical findings and results in 35 Case. Otol Neurotol, 2016, 37(4): 367-373.

[116] VINCENT R, WEGNER I, DERKS L S, et al. Congenital oval or round window malformations in children: Surgical findings and results in 17 Cases.Laryngoscope, 2016, 126(11): 2552-2558 .

[117] VINCENT R，WEGNER I，DERKS L S，et al. Congenital ossicular chain malformations with mobile stapes in children：results in 17 Cases. Laryngoscope，2016，126（3）：682-688.

[118] YANG F，LU Y，SUN J，et al. Congenital malformation of the oval window：Experience of radiologic diagnosis and surgical technique. Eur Arch Otorhinolaryngol，2016，273（3）：593-600.

[119] PARK M，HAN S，CHOI B Y，et al. Incus Footplate assembly：Indication and surgical outcome，Laryngoscope，2016，126（11）：2569-2573.

[120] BURFORD C M，MASON M J. Early development of the malleus and incus in humans. J Anat，2016，229（6）：857-870.

[121] ZHAO S Q，GONG S S，HAN D M，et al. Round window application of an active middle ear implant（AMEI）system in congenital oval window atresia. Acta Otolaryngol，2016，136（1）：23-33.

[122] LIU Y，YANG F. Value of section plane，MPR，and 3D-CTVR techniques in the fine differential diagnosis of ossicular chain in the case of conductive hearing loss with intact tympanic membrane. Journal of Otology，2017，12（2）：80-85.

[123] 刘阳. 鼓膜完整的传导性耳聋相关影像鉴别和治疗策略. 中华耳科学杂志，2018，16（1）：122-129.

[124] RODRÍGUEZ-VÁZQUEZ J F，YAMAMOTO M，ABE S，et al. Development of the human incus with special reference to the detachment from the chondrocranium to be transferred into the middle ear. Anat Rec（Hoboken），2018，301（8）：1405-1415.